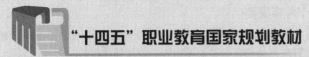

"十四五"职业教育国家规划教材

"十三五"职业教育国家规划教材

高等职业教育药学类专业系列教材

供药品经营与管理、药学、中药学、药品生产技术等专业用

药品储存与养护 （第2版）

◎ 主　编　舒　炼　鲁群岷　张　姣

◎ 副主编　桑　林　张嘉杨

U0240195

重庆大学出版社

内容提要

本书涵盖了药品储存与养护绪论、药品物流发展与仓储管理、药品霉变与虫害的防治、常见剂型储存与养护、中药储存与养护、生物药品储存与养护、特殊管理药品储存与养护等内容。为增强学生的综合运用能力，本书结合课程内容，加入了相对应的导学情境、课堂活动、知识拓展、案例分析、反思领悟；为检测学生的掌握程度，还加入了相对应的项目检测及实训，以突显本书的科学性、先进性及实用性。同时，本书融合了丰富的新形态课程资料，如配套视频、音频、思维导图、课件参考等。

本书可供高等职业学校药品经营与管理、药学、中药学、药品生产技术等专业使用，也可供相关从业者参考。

图书在版编目（CIP）数据

药品储存与养护／舒炼，鲁群岷，张姣主编. -- 2版. -- 重庆：重庆大学出版社，2022.8（2024.7 重印）
高等职业教育药学类专业系列教材
ISBN 978-7-5689-1040-8

Ⅰ.①药… Ⅱ.①舒… ②鲁… ③张… Ⅲ.①药物贮藏—高等职业教育—教材②药品管理—高等职业教育—教材 Ⅳ.①R954

中国版本图书馆 CIP 数据核字（2021）第 269103 号

药品储存与养护
YAOPIN CHUCUN YU YANGHU
（第 2 版）

主编 舒炼 鲁群岷 张姣
副主编 桑林 张嘉杨
策划编辑：袁文华

责任编辑：袁文华 版式设计：袁文华
责任校对：夏宇 责任印制：赵晟

*

重庆大学出版社出版发行
出版人：陈晓阳
社址：重庆市沙坪坝区大学城西路 21 号
邮编：401331
电话：(023) 88617190 88617185 (中小学)
传真：(023) 88617186 88617166
网址：http://www.cqup.com.cn
邮箱：fxk@cqup.com.cn（营销中心）
全国新华书店经销
重庆亘鑫印务有限公司印刷

*

开本：787mm×1092mm 1/16 印张：14.25 字数：351 千
2018 年 4 月第 1 版 2022 年 8 月第 2 版 2024 年 7 月第 3 次印刷
印数：5 501—8 500
ISBN 978-7-5689-1040-8 定价：39.00 元

本书如有印刷、装订等质量问题，本社负责调换

版权所有，请勿擅自翻印和用本书
制作各类出版物及配套用书，违者必究

前言（第2版）

"药品储存与养护"是高等职业学校药学类专业的一门专业核心课程。随着高等职业教育理念的转变，2020年教育部印发了《高等学校课程思政建设指导纲要》，把思政教育贯穿人才培养体系，全面发挥育人作用，提高高校人才培养质量。以培养高素质技能型人才为核心，以就业为导向、能力为本位、学生为主体，成为全国高等职业教育的指导思想。

为适应新形势下高等职业教育药学类专业教育改革和发展的需要，第2版教材在修订过程中认真贯彻落实相关指导思想和教学要求，依据《中华人民共和国药典》(2020年版)(本书未特别注明版本，均简称《中国药典》)、《药品经营质量管理规范(GSP)》(2021年修订)及《药品生产质量管理规范(GMP)》(2020年修订)等相关现行版文件，并与新版国家职业标准等密切衔接，以服务药品储存与养护岗位一线为宗旨，教材内容与企业岗位紧密对接。第2版教材将专业知识与思政建设融为一体，适时加入课程思政元素；侧重药品储存与养护知识的应用、实践技能的训练；注重在观察和动手中归纳概念，帮助增加学生的自主学习兴趣，掌握相关技能；对药品储存与养护岗位所需知识和能力结构进行深入分析，确保此次教材修订内容与药品储存与养护岗位技能有效衔接，既有利于教师讲课的发挥，又有利于学生的自学。

本次修订后，主要包括绪论、药品物流发展与仓储管理、药品霉变与虫害的防治、常见剂型储存与养护、中药储存与养护、生物药品储存与养护、特殊管理药品储存与养护等内容。相较于第1版，第2版新加入了药品物流发展、生物药品储存与养护相关内容，并增加相应实训，以及与课程教学配套的导学情境、课堂活动、知识拓展、案例分析、反思领悟等，让今后从事药品储存与养护领域的学生在毕业后具备从事药品储存与养护技术和管理的工作能力。同时，本书融合了丰富的新形态课程资料，如配套视频、音频、思维导图、课件参考等，并广泛吸纳各使用学校提出的意见，以突显本书的科学性、先进性及实用性，满足高等职业教育高素质技术技能型人才培养的要求。本书适用于高等职业学校药品经营与管理、药学、中药学、药品生产技术等相关专业师生使用，也可供相关从业者参考。

本次修订由重庆能源职业学院舒炼、鲁群岷、张姣担任主编。张姣修订编写了项目1;桑林修订编写了项目2;张嘉杨修订编写了项目3;舒炼修订编写了项目4、项目5、项目6;鲁群岷修订编写了项目7;舒炼、鲁群岷、桑林负责全书的统稿工作。

本次修订编写过程中,得到了重庆能院石工食品检测中心有限公司、重庆电子工程职业学院、重庆城市管理职业学院、重庆轻工职业学院等院校和西南药业股份有限公司、重庆华邦制药有限公司的大力支持和帮助,参考了大量药品储存与养护相关的文献资料,借鉴吸收了部分专家、学者的成果,在此表示衷心的感谢。

由于编写水平有限,错漏之处在所难免,敬请广大读者提出宝贵意见。

更多相关配套资源,可登录重庆大学出版社官网下载。

编　者
2022 年 3 月

前 言 （第1版）

药品储存与养护是高职高专教育药品类专业的一门核心专业课程。近几年来,我国高等职业教育取得了突飞猛进的发展,高等职业教育理念也发生了很大的转变。以培养高素质技能型人才为核心,以就业为导向、能力为本位、学生为主体,成为目前高等职业教育的指导思想和原则。本书参照了 2015 年版《中华人民共和国药典》、2016 年版《药品经营质量管理规范》(GSP)和药学类相关职业岗位群国家职业标准,紧扣教育部提出的"以全面素质为基础,以能力为本位"职业教育指导思想,按照医药行业用人要求,强调培养目标和用人要求紧密结合,以医药行业从业人员职业资格准入为指导,实现技能训练与职业能力之间的有效"对接"。本书可供高职高专药学类、药品经营与管理方向及中药类等专业使用,亦可作为药学、中药学等生产一线职业岗位群和医药专业技术职业资格培训教材。

本书在编写过程中,认真贯彻落实全国高职高专药品类专业教育改革和发展的指导思想和教学大纲的要求。本书由重庆能源职业学院舒炼、鲁群岷、张姣担任主编。本书共分为 7 个项目,具体分工如下:舒炼负责拟订本书的编写方案并编写项目 4、项目 5、项目 7,负责全书的校对工作;鲁群岷负责编写项目 1、项目 2、项目 3;张姣负责编写项目 6。舒炼、鲁群岷负责全书的统稿工作。项目 1 为药品储存与养护技术绪论,主要介绍药品储存与养护知识的重要性。项目 2 为药品的仓储管理,主要介绍药品仓库的类型、管理要求及相关经济指标。项目 3 为药品的霉变与防治,主要介绍药品霉菌的影响及其防治方法。项目 4 为药品的储存与养护,主要介绍不同药品剂型的养护要求。项目 5 为中药的储存与养护,主要介绍中药的养护技术。项目 6 为特殊管理药品的储存与养护,主要介绍特殊药品的种类及其管理措施。项目 7 为药品储存与养护的实训项目,充分结合课程内容,加强学生的实际操作和动手能力。为使教材具有特色性、科学性、先进性及实用性,教材内容与 2015 年版《中华人民共和国药典》、2016 年版《药品经营质量管理》(GSP)、国家职业标准等密切衔接,注重培养学生的实践能力、动手能力、综合职业能力。

　　本书在编写过程中,得到了重庆能源石工食品检测中心有限公司及各相关院校的大力支持和帮助,参考了2015年版《中华人民共和国药典》、2016年版《药品经营质量管理规范》(GSP)及药品储存与养护方面的相关书刊和资料,借鉴吸收了部分专家、学者的成果,在此表示衷心的感谢。由于编写时间仓促,编写水平不足,错漏之处在所难免,敬请各校师生及广大读者在使用过程中提出宝贵意见。

编　者

2018年1月

目 录 CONTENTS

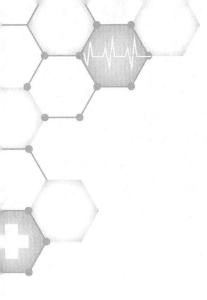

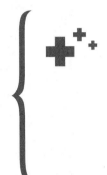

项目1
绪 论

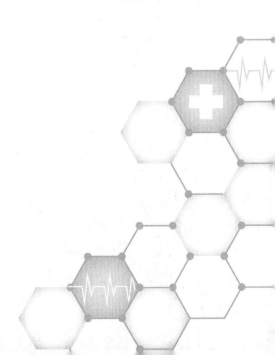

【学习目标】

1.了解药品储存与养护的含义；

2.熟悉药品储存与养护的基本要求；

3.了解药品储存与养护的目的和意义；

4.了解药品储存与养护的基本任务；

5.熟悉药品的概念、分类及批准文号；

思维导图1

▶▷ **导学情景**

李先生患糖尿病5年,曾接受医生建议,开始使用胰岛素治疗。起初的一段时间效果很好,血糖指标正常,胃肠不适反应消失,周围神经病变症状也有所缓解。但是次年春天李先生的血糖浓度却出现了反复。无奈之下,李先生再次就诊,跟医生讲述了他的用药、饮食和运动情况,医生询问了他对胰岛素的保管情况。得知,李先生新买回的胰岛素是放在冷藏箱里的,但启用以后就放在书柜常温保存,外出也就放在随身携带的普通包里。

讨论:李先生这样的做法对吗?请谈谈你的看法和建议。

音频1.1　胰岛素
　　的存放要求

任务 1.1　药品储存与养护的概述

随着人们生活水平和保健意识的提高以及科学技术的发展,药品销售规模呈逐年增加的趋势。目前,我国药品年销售总额数万亿元。药品作为特殊商品,其结构复杂、成分多样、剂型各异。药品的质量关系到人民的生命健康安全。国家对药品的生产、销售和使用制定了严格的法律法规。无论是医药生产企业必须执行的《药品生产质量管理规范(GMP)》,还是医药流通企业必须遵循的《药品经营质量管理规范(GSP)》,对药品的储存与养护都提出了严格的要求。药品的储存养护与药品的质量具有重大关联性,各药品生产厂家、经营企业都必须严格按照相关要求进行药品储存与养护管理。

1.1.1　药品储存与养护的含义

药品,是指用于预防、治疗、诊断人的疾病,有目的地调节人的生理功能并规定有适应证或者功能主治、用法和用量的物质,包括中药、化学药和生物制品等。

"储",表示收存、保管、交付使用的意思,也称为储存。

"养护",是对储存药品所进行的保养和质量维护。

药品在离开其生产领域且未进入消费领域前,在生产和消费之间存在着一定时间和空间的间隔过程,在此过程中为了保证药品的质量,要对药品在仓库进行储存与养护。药品储存与养护是指运用现代科学技术与方法,研究药品储存养护技术和储存药品质量变化规律,防止或延缓药品变质,保证药品质量,确保用药安全、有效的一门实用性技术。

1.1.2　药品储存与养护的基本要求

各种药品的功能是由药品本身性质所决定的。每种药物的内在成分与其他物质一样,时刻在不断运动和变化着,这就构成了它在储存期间引起变化的内在因素,加上自然条件的影响,比如发生物理、化学、生物学等变化。这些错综复杂的影响因素,要求人们不仅要了解药品内在质变的因素,还要了解外在自然条件(温度、湿度、空气)变化的规律。

药品养护是一项涉及质量管理、仓储保管、业务经营等多方面的综合性工作。按照工作性质与质量职责的不同,要求各岗位人员资质必须达到一定要求,各相关岗位必须相互协调与配合,保证药品养护工作正常有效地开展。

课 堂 活 动

为什么有的药品一定要避光储存,有的药品则需要低温保存?否则,会出现什么不好的后果?

音频 1.2　药品
对储存条件
的要求

1) 对人员的基本要求

(1) 法律规定

《中华人民共和国药品管理法》规定，开办药品生产企业，必须具有依法经过资格认定的药学技术人员、工程技术人员及相应的技术工人；开办药品经营企业必须具有依法经过资格认定的药学技术人员；医疗机构必须配备依法经过资格认定的药学技术人员。非药学技术人员不得直接从事药学技术工作。

(2) 法规规定

《中华人民共和国药品管理法实施条例》规定，经营处方药、甲类非处方药的药品零售企业，应当配备执业药师或者其他依法经资格认定的药学技术人员；医疗机构审核和调配处方的药剂人员必须是依法经过资格认定的药学技术人员。

(3) 有关规章、规范性文件的规定

①《处方管理办法》规定，取得药学专业技术职务任职资格的人员方可从事处方调剂工作。药师在执业的医疗机构取得处方调剂资格。药师签名或者专用签章式样应当在本机构留样备查。具有药师以上专业技术职务任职资格的人员负责处方审核、评估、核对、发药以及安全用药指导；药士从事处方调配工作。

②《药品生产质量管理规范》规定，生产管理负责人应当至少具有药学或相关专业本科学历（或中级专业技术职称或执业药师资格），具有至少 3 年从事药品生产和质量管理的实践经验，其中至少有 1 年的药品生产管理经验，接受过所生产产品相关的专业知识培训。质量管理负责人应当至少具有药学或相关专业本科学历（或中级专业技术职称或执业药师资格），具有至少 5 年从事药品生产和质量管理的实践经验，其中至少有 1 年的药品质量管理经验，接受过与所生产产品相关的专业知识培训。质量授权人应当至少具有药学或相关专业本科学历（或中级专业技术职称或执业药师资格），具有至少 5 年从事药品生产和质量管理的实践经验，从事过药品生产过程控制和质量检验工作。

③《药品经营质量管理规范》规定，药品批发企业的负责人应当具有大学专科以上学历或中级以上专业技术职称，经过基本的药学专业知识培训，熟悉有关药品管理的法律法规及本规范。企业质量负责人应当具有大学本科以上学历、执业药师资格和 3 年以上药品经营质量管理工作经历，在质量管理工作中具备正确判断和保障实施的能力。企业质量管理部门负责人应当具有执业药师资格和 3 年以上药品经营质量管理工作经历，能独立解决经营过程中的质量问题。药品零售企业法定代表人或企业负责人应当具备执业药师资格。企业应当按照国家有关规定配备执业药师，负责处方审核，指导合理用药。

④人员数量要求。药品批发企业从事质量管理、检验、验收、养护及计量等工作的专职人员数量不少于企业职工总数的4%，且最低不应少于 3 人；药品零售连锁企业从事质量管理、检验、验收、养护及计量等工作的专职人员数量应不少于该企业职工总数的 2%，且最低不应少于 3 人，并保持相对稳定。经营疫苗的企业还应当配备 2 名以上专业技术人员专门负责疫苗质量管理和验收工作，专业技术人员应当具有预防医学、药学、微生物学或者医学等专业本科以上学历及中级以上专业技术职称，并有 3 年以上从事疫苗管理或者技术工作经历。

从事质量管理、验收工作的人员应当在职在岗，不得兼职其他业务工作。

⑤人员健康状况要求。药品批发和零售连锁企业在质量管理、药品检验、验收、养护、保管等直接接触药品岗位工作的人员,每年应进行健康检查并建立档案。患有传染病或者其他可能污染药品疾病的人员不得直接从事接触药品的工作。

2)对设施和设备的要求

(1)仓库面积与温湿度要求

药品批发和零售连锁企业应按其经营规模设置相应的仓库。大、中、小型企业的建筑面积应分别不低于 1 500 m^2、1 000 m^2 和 500 m^2。药品批发和零售连锁企业应根据所经营药品的不同储存要求,设置不同温度、湿度条件的仓库,包括冷库、阴凉库、常温库。其中,冷库的温度应保持在 2~10 ℃,阴凉库温度控制在不高于 20 ℃,常温库温度为 10~30 ℃,各库房之间相对湿度均应保持在 35%~75%。防止出现药品的污染、交叉污染、混淆和差错。

(2)库房条件

库房规模及条件应当满足药品的合理、安全储存,便于开展储存作业。库房内外应环境整洁,无污染源,库区地面应硬化或绿化;库房内墙、房顶光洁,地面平整,门窗结构严密;库房应当有可靠的安全防护措施,能防止无关人员进入、货物被盗或者被混入假药;应当有防止室外装卸、搬运、接收、发运等作业受异常天气影响的措施。

(3)库房设施设备

库房应当具备下列相应设施设备:

①药品与地面之间有效隔离的设备;避光、通风、防潮、防虫、防鼠等措施;有效调控温湿度及室内外空气交换的设备;自动检测、记录库房温湿度的设备;符合储存作业要求的照明设备;用于零货拣选、拼箱发货操作及复核的作业区域和设备;包装物料的存放场所;验收、发货、脱货的专用场所;不合格药品专用存放场所;经营特殊管理的药品有符合国家规定的储存设施。

②经营中药材、中药饮片的企业,应当有专用的库房和养护工作场所,直接收购地产中药的应当设置中药样品室或样品柜。

③经营冷藏及冷冻药品的企业,应当配备与其经营规模和品种相适应的冷库,经营疫苗的应当配备两个以上独立冷库;冷库应配备制冷设备的备用发电机组或双回路供电系统及用于冷库温度自动检测、显示、记录、调控、报警的设备;冷库制冷设备的备用发电机组成或双回路供电系统对有特殊温度要求的药品,应当配备符合其储存要求的设施设备、冷藏车及车载冷藏箱或保温箱等设备。

(4)药品检验室

药品批发零售连锁大、中、小型企业药品检验室面积应分别大于 150 m^2、100 m^2、50 m^2。药品检验室应开展化学测定、仪器分析等检测项目,并配备与企业规模和经营品种相适应的仪器设备。

中小型企业应配置恒温水浴锅、片剂崩解仪、澄明度检测仪、万分之一分析天平、酸度计、恒温干燥箱、自动旋光仪、高压灭菌锅、高温锅、紫外分光光度计、生化培养箱、超净化工作台、高倍显微镜。经营中药材和中药饮片的企业,应配置水分测定仪、紫外荧光灯和生物显微镜等。

大型企业还应增加片剂溶出度测定仪、真空干燥箱、恒温恒湿培养箱。

(5)验收养护室

药品批发和零售连锁企业应在仓库设置验收养护室,大、中、小型企业面积应分别不小于

$50 m^2$、$40 m^2$、$20 m^2$。验收养护室应有防潮、防尘设备。如果所在仓库未设置药品检验室或不能与检验室共用仪器设备的,应配置分析天平、澄明度检测仪、标准比色液等。企业经营中药材、中药饮片的还应配置水分测定仪、紫外荧光灯、显微镜等。

3) 职责与分工

质量管理人员负责对药品养护人员进行业务指导,审定药品养护工作计划,确定重点养护品种,对药品养护人员上报的质量问题进行分析并确定处理措施,对养护工作的开展情况实施监督考核。

仓储保管员负责对库存药品进行合理储存,对不同库房的温湿度储存条件进行管理,并按月填写近效期药品催销表(见表1-1),协助养护人员实施药品养护的具体操作。

表 1-1　近效期药品催销表

××××年××月××日

部门:　　　　　　　　　　　　　　　　　　　　　　　　　　编号:

药品名称	规格	生产企业	数量	单位	生产批号	有效期	存放地点	业务部门		备注
								催销措施	催销结果	

仓储养护人员负责指导保管人员对药品进行合理储存,定期检查在库药品储存条件和库存药品的质量,针对药品的储存特性采取科学有效的养护方法,定期汇总、分析和上报养护质量信息,负责验收养护储存仪器设备的管理工作,并建立药品养护档案。

4) 重点养护品种

在实际工作中,应根据经营药品的品种结构、药品储存条件的要求、自然环境的变化和监督管理的要求等,在确保日常工作有效开展的基础上,将部分药品确定为重点养护品种,采取有针对性的养护工作。

重点养护品种范围一般包括:主营品种、首营品种、质量性状不稳定的品种、有特殊要求的品种、储存时间较长的品种、近期内发生过质量问题的品种及药监部门重点监控的品种。重点养护的品种应由养护组按年度制订及调整,应填写重点养护药品品种确定表,报质量管理机构审核后实施。

✍ **知识拓展**

1.药品经营企业规模的划分

(1)批发企业:大型企业每年药品销售额在2亿元以上,中型企业每年药品销售额为5 000万元至2亿元,小型企业每年药品销售额在5 000万元以下。

(2)零售企业:大型零售企业每年药品销售额在1 000万元以上,中型零售企业每年药品销售额为500万元至1 000万元,小型零售企业每年药品销售额在500万元以下。

2.首营品种、自营企业和首营审批

(1)首营品种:指第一次经营的品种、新药及已经经营的药品更改进货渠道,包括更改厂牌或更改供货企业的品种。

(2)首营企业:指与本企业首次发生供货关系的药品生产或经营企业。

（3）首营审批：指为确保从具有合法资格的企业购进合法和质量可靠的药品，依据《药品经营质量管理规范》的有关规定，对首营品种和首营企业进行审批。

任务 1.2　药品储存与养护的目的和意义

1.2.1　药品储存与养护的目的

在药品管理过程中，化学药品成分、结构繁杂，中药大都含有淀粉、糖类、蛋白质、脂肪、纤维素、黏液质等成分，在储存过程中，受内在和外在因素的影响，必然发生物理、化学以及生物学等变化，如变色、氧化、风化、变味；中药发生霉烂、虫蛀、走油及变色等变质现象，其中尤以霉烂和虫蛀对中药材的危害最大，不仅在经济上会造成损失，更严重的是使中药疗效降低，甚至完全丧失药用价值，或产生毒副作用。因此，对药品进行严格的科学管理，才能够完成药品的流通过程，实现药品经营企业的"贮备"（"桥梁"）与"纽带"（"再分配"）作用，还可达到以下目的。

1）保证药品安全有效

养护是指药品在储存期间所采取的必要的保护措施，以确保药品的安全有效。药品的来源广泛，性能复杂，所含的成分各不相同，有的怕热、怕冻、怕潮、怕干燥，有的是仓库害虫、鼠类、微生物的食料和养料，因而易发生虫蛀、鼠食、霉变等现象。有些鲜活药品，变质速度更快，有的药品在一定条件下还会"自燃"。因此，药品仓库的业务不单只是进进出出、存存放放，必须重视保管养护，才能避免因养护不善而造成各种损失。

2）确保药品储存安全

确保药品安全是指在药品储存过程中，必须采取一定的养护技术，确保药品不发生质量变化，不发生燃烧、爆炸、倒塌、污损等现象。《中华人民共和国药品管理法》指出，药品仓库必须制定药品保管制度，采取必要的养护措施，强调变质的或被污染的药品不能用药，以保持药品的质量和纯洁度。由此可见，药品养护是一项必要的措施，只有采取"预防为主"的原则，精心养护，才能确保药品的储存安全。

3）降低损耗

降低损耗是指药品在储存过程中要切实防止霉烂、变质、虫蛀、鼠咬、泛油、挥发、风化、潮解等现象的发生，还要防止药品过期，减少损耗，节省保管费用。

4）保证市场供应

药品储存，一方面有利于购进业务活动；另一方面又有利于批发、零售业务活动，可将药品源源不断地收进、发出，持续不断地供应市场，满足人们医疗保健需要。

5）促进流通顺畅迅速

药品的生产与消费在时间上和地区上往往出现差异。进行必要的药品储存可以调节这种差异,灵活地调剂余缺,使药品的流通顺畅迅速。

6)监督药品质量

药品进入流通领域的第一关口就是药品的储存。一方面不合格的药品不允许入库;另一方面不符合出库要求的药品不允许放行。严格执行药品储存保管制度,可最大限度地保证药品进入流通领域的质量。

案例分析

2014年3月,宁波市公安局海曙分局联合辖区药品监督管理部门,对宁波某美容中心例行检查时,发现可疑的肉毒毒素、玻尿酸等美容产品500余件。经药品监督管理部门鉴定确认,所扣药品都没有标示进口药品批准文号或国产药品批准文号,依据药品管理办法有关规定,这些都是假药。

讨论:涉及假药的危害有哪些?

音频1.3　涉及
假药的危害

---

7)提高应急能力

药品的生产与消费在时间上存在着差异。有的是常年生产,季节消费;有的是季节生产,常年消费;有的是这季生产,那季消费。因此,进行药品储存,保存一定量的药品可使药品经营企业具有在疫病流行和自然灾害等各种非常情况下,具备应急供应能力。

8)消除地区差异

药品的生产与消费在时间上存在着差异。进行药品储存,可将药品从产地运往销地,进行地区间的调剂。

1.2.2　药品储存与养护的意义

1)确保药品在储存过程中的安全,保证药品的使用价值

医药商业仓库保管着大量的药品,其基本职能是保存药品,保证药品在库不丢失、不损坏、数量准确、质量完好。同时,仓库还具有一定的条件和设备,加强药品的养护,确保药品的安全,减少药品破损、变质,避免各种损失,以保证药品的使用价值。

2)加强药品的流通,满足人民防治疾病的需要

药品流通是连接生产和消费的桥梁。加强药品流通,既要疏通药品渠道,采取灵活多样的购销形式,积极组织药品的收购和推销,又必须组织好药品的储存,加强药品的养护,以保证药品流通的顺利进行。如果流通领域中的仓储设施不足、技术设备条件落后、仓储管理不善、仓储能力过小等,都会限制药品流通的速度和规模,阻碍药品流通的发展,进而影响市场供应,不能满足人民防治疾病的需要。药品是特殊商品,为了预防突然的疫情和灾情发生,就要有一定数量的药品储存,以备急需时使用。而且,它在促进药品工业生产的发展,保证药品市场供应和满足药品用户需要方面,都起着重要作用。

3) 监督药品质量,保证用药安全有效,维护客户的利益

药品进入流通领域的第一道栅栏是药品的储存。储存过程中,不合格的药品不允许入库,库中不符合条件的药品不允许发货。这样既可阻止不符合规定的药品进入流通领域,也可起到保护药品用户利益的作用。

4) 降低流通费用,加速资金周转,提高企业的经济效益

药品的储存不同于一般药品的购销业务。药品储存中的劳动是生产劳动在流通领域的继续,它虽不创造新的产品,但能在原有产品上追加价值,因而为社会创造新的价值。药品储存部门通过加强储存管理,改善仓储保管条件,提高仓库和设备的使用效率,就能节约药品储存过程中的劳动消耗,降低储存费用;同时,做好药品养护工作,避免和减少药品损耗,以及加快吞吐业务,加速资金周转,提高工作效率,扩大服务范围,从而可以节约开支、增加收益,提高企业的经济效益。

任务 1.3 药品储存与养护的基本任务

1.3.1 药品储存与养护的基本任务

药品储存与养护的基本任务是根据药品流通的规律和购销的需要,进行药品的合理储存,迅速准确地做好药品收发业务;根据药品性质,做好药品的保管养护,防止药品变质,保证药品质量;提高仓储使用效率,降低储存费用,更好地为药品流通服务。具体任务包括以下几个方面。

1) 加强药品储存量管理

药品的合理库存量是指药品经营企业保持与正常经营相适应的,具有先进性和可行性的药品库存量。也就是说,药品库存的数量,既能保证销售业务的需要,又能避免积压,保持药品周转的连续性。这就要根据药品的性质和药品的流转计划、储存计划,结合药品的产、购、销的流通规律以及仓库容量,充分考虑库存结构的合理性,密切配合药品购销部门,保持合理的药品库存量,坚持先进先出、先产先出、易变先出和近期先出的原则,对久贮、积压及异状药品建立必要的催销、催调制度,保证库存不断更新。

2) 加强药品仓库设备、设施和库房安全管理

药品仓库设备是药品仓储作业系统中的物质基础,也是仓库系统规划的重要内容,关系到其建设成本和运营经费以及生产效益。仓库设施、设备状况不仅直接影响药品仓库的货流量、作业效率,而且会影响药品企业的仓储成本、仓储速度、仓库安全及仓储作业的生产秩序等诸多方面。因此药品仓库管理要根据《药品经营质量管理规范》要求,正确确定仓库的建筑地址、库区布局,合理设计仓库的建设设施;加强仓库设备的购置、使用与维护的管理,充分发挥设备的效能,适合药品流通不断发展的需要;运用安全管理的科学知识和工程技术研究、分析、评价、控制以及消除药品储存过程中的危险因素,有效防止灾害事故发生,避免经济损失。

3）加强药品收货、保管、发货业务的管理

建立健全收货、保管、发货的规章制度，加强仓储业务动态管理，严格验收，加强在库药品的管理和养护，认真组织发货，保证经营药品的收发和储存安全、合理、规范、高效，不断提高仓储工作质量。

4）研究药品保管养护新技术，包装药品的质量和数量

药品的储存与养护是防止药品发生变化、保证药品的质量和数量的一个重要环节。忽视或轻视这一环节，会使药品质量下降并影响疗效，造成巨大的经济损失。

近年来，我国经济不断发展，各项民生政策的出台使我国医药事业蓬勃发展，药品种类之多、数量之大、需求之旺盛，是前所未有的。由于人们防病治病和卫生保健的需要，对药品流通周转的要求也越来越高。因此，面对这些复杂而繁重的储存与养护任务，必须做到认真研究、开发新技术，提高工作效率，做好安全储存，有效保证药品的质量和数量。

5）做好药品的接货、验收入库、在库储存、拣货、出库复核等工作

药品的接货、验收入库、在库储存、拣货、出库复核是构成仓储工作的重要环节，它们环环相扣。要保证药品的质量，我们必须重视每一个环节，提高工作效率，增强责任感，保证每一个环节安全、有序地进行。

1.3.2　药品储存与养护的地位

药品储存是药品离开生产过程处于流通领域内形成的暂时停留，医药行业仓库专门承担药品流通过程中的储存业务，药品储存在流通过程中的必要性有：

①药品从生产到消费存在一定的时间间隔。
②某些药品销售前需要进行挑选整理、分类编排、拆整分装等。
③各个企业为了保证药品供应的不间断，要留有一定的储备。

所以药品储存与养护的作用在药品流通过程中显得越来越重要。

任务 1.4　药品的分类

《国家基本药物目录》（2015 年版）中的药品包括第一部分：化学药品和生物制品（292个）；第二部分：中成药（184 个）；第三部分：民族药（21 个）。《国家基本药物目录》（2018 年版）体现了"补缺、选优、支持创新、鼓励竞争"的政策思路，扩大了基本医疗保险用药保障范围，提高了用药保障水平。2021 年版发布的《修订草案》新增加了两个变化，分别为儿童药品目录和纳入国家重点监控合理用药目录的药品不再纳入国家基本药物目录的遴选范围。药品目录由凡例、西药、中成药和中药饮片四部分组成。凡例是对药品目录的编排格式、名称剂型规范、限定支付范围等内容的解释和说明，西药部分包括了化学药和生物制品，中成药部分包括了中成药和民族药、中药饮片部分采用排除法规定了基本不予支付费用的饮片。

1.4.1 基本概念

（1）药品

药品是指用于预防、治疗、诊断人的疾病,有目的地调节人的生理功能并规定有适应证或者功能主治、用法用量的物质,包括中药材、中药饮片、中成药、化学原料及其制剂、抗生素、生化药品、放射性药品、血清、疫苗、血液制品和诊断药品等。

（2）化学药

化学药主要指以化学合成的方法或从天然中提取的结构明确的有效成分而制成的药物。

（3）抗生素

抗生素指由细菌、真菌或其他微生物在生活过程中所产生的具有抗病原体和其他活性的一类物质。

（4）生化药品

生化药品指从动物、植物和微生物体内提取分离的天然物质,也包括用生物合成和化学合成法制备的上述物质,如酶类和其他生化制剂等。

（5）生物制品

生物制品指应用普通的或以基因工程、细胞工程、蛋白质工程、发酵工程等生物技术获得的微生物、细胞及各种动物和人源的组织和液体等生物材料制备的用于人体诊断、预防、治疗疾病的药品。包括疫苗、抗生素、血液制品、细胞因子、诊断制品和卡介菌多糖、核酸制剂等。

（6）诊断药品

诊断药品指用于造影、器官功能检查及其他疾病诊断用的制剂。

1.4.2 药品分类

药品分类管理是按照药品"应用安全、疗效确切、质量稳定、使用方便"的原则,依其品种、规格、适应证、剂量及给药途径不同,对药品分别按处方药和非处方药进行管理,包括建立相应法规、管理规定并实施监督管理。

国家食品药品监督管理局负责处方药与非处方药分类管理办法的制定。各级食品药品监督管理部门负责辖区内处方药与非处方药分类管理的组织实施和监督管理。

处方药的管理:

• 处方药必须凭执业医师或执业助理医师处方才可调配、购买和使用。

• 经营处方药的批发企业、零售企业必须具有《药品经营许可证》。

• 处方药只准在专业性医药报刊进行广告宣传。

非处方药的管理:

• 非处方药不需要凭执业医师或执业助理医师处方即可自行判断、购买和使用。

• 国家食品药品监督管理局负责非处方药目录的遴选、审批、发布和调整工作。

• 非处方药标签和说明书除符合规定外,用语应当科学、易懂,便于消费者自行判断、选购和使用。非处方药的标签和说明书必须经国家食品药品监督管理局批准。非处方药的包装必须印有国家制定的非处方药专有标识(图1-1、图1-2),必须符合质量要求,方便储存、运输、使用。每个销售基本单位必须附有标签和说明书。

● 非处方药不得采用有奖销售、附赠药品或礼品销售等方式。

根据不同的分类原则,药品有多种不同的分类方法。

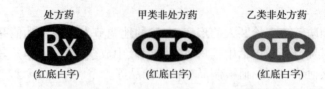

图 1-1　处方药与非处方药标识

(处方药为 Rx;非处方药为 OTC,分为甲类非处方药与乙类非处方药)

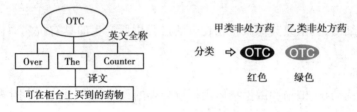

图 1-2　非处方药标识图解

1)现代药与传统药

(1)现代药

现代药是用现代医学、药物理论方法和化工技术、生物学技术等现代科学技术手段发现或获得,并在现代医学、药学理论指导下用于预防、治疗、诊断疾病的物质。现代药是 19 世纪以后发展起来的,包括化学药品、抗生素、生化药品、放射性药品、血清、疫苗、血液制品和诊断药品等。如:阿司匹林、青霉素、氧氟沙星、干扰素等。

(2)传统药

传统药是人类在与疾病作斗争的漫长历史过程中发现、使用的,并在传统医学指导下用于预防、治疗疾病的物质。如:我国的中药、蒙药、藏药、维药等。

2)根据国家基本药物和城镇职工基本医疗保险药品目录对药品进行分类

(1)国家基本药物

国家基本药物是适应基本医疗卫生需求、剂型适宜、价格合理、能够保障供应,公众可公平获得的药物。它们是医疗、预防、康复、计划生育不可缺少的药物,能确保在我国目前经济水平上的基本用药需求。

国家基本药物目录是医疗机构配置使用药品的依据,包括基层医疗卫生机构配置使用部分和其他医疗机构配置使用部分。

国家基本药物制度是对基本药物目录制定、生产供应、采购配送、合理使用、价格管理、支付报销、质量监管、监测评价等多个环节实施有效管理的制度。基本药物全部纳入基本保障药品报销目录,报销比例明显高于其他药物。基本药物将全部纳入政府定价范围,政府举办的基层医疗卫生机构配置使用高于非基本药物实行零差率销售,由省级人民政府指定机构实行网上集中采购、统一配送。要确保招标过程中的公开、公平、公正,确保基本药物保质保量,及时配送到每个医疗卫生机构。

《国家基本药物目录》(2018年版)自2018年11月1日起施行。目录中包括化学药品和生物药品、中成药和中药饮片。化学药品和生物药品主要依据临床药理学分类,共317个品种;中成药主要依据功能分类,共203个品种;中药药品不列具体品种,用文字表述。目录收录口服剂型、注射剂型、外用剂型和其他剂型。

(1)口服剂型

口服剂型包括片剂(即普通片)、分散片、肠溶片、缓释(含控释)片、口腔崩解片、胶囊(即硬胶囊)、软胶囊、肠溶胶囊、缓释(含控释)胶囊、颗粒剂、混悬液、干混悬剂、口服溶液剂、合剂(含口服液)、糖浆剂、散剂、滴丸剂、丸剂、酊剂、煎膏剂、酒剂。

(2)注射剂型

注射剂型包括注射液、注射用无菌粉末(含冻干粉针剂)。

(3)外用剂型

外用剂型包括软膏剂、乳膏剂、外用溶液剂、胶浆剂、贴膏剂、膏药、酊剂、洗剂、散剂、冻干粉。

(4)其他剂型

其他剂型包括气雾剂、雾化溶液剂、吸入溶液剂、灌肠剂、滴眼剂、眼膏剂、滴鼻剂、滴耳剂、栓剂、阴道剂、阴道泡腾片、阴道软胶囊。

(2)城镇职工基本医疗保险药品

为了保障职工基本医疗用药,合理控制药品费用,规范基本医疗保险用药基本范围管理,由国务院医疗保险行政管理部门在国家药品标准收载药品、进口药品中依据"临床必需、安全有效、价格合理、使用方便、市场能保障供应"的原则遴选了城镇职工医疗保险用药并列入《国家基本医疗标准和工伤保险药目录》中。分为"甲类目录"和"乙类目录"。

 知识拓展

《医保目录》为何要分甲类目录与乙类目录

《医保目录》中,"甲类目录"的药品是临床治疗必需,使用广泛,疗效好,同类药物中价格低的药物。"乙类目录"的药品是可供临床治疗选择,疗效好,同类药物中比"甲类目录"药品价格略高的药物。

将《医保目录》分为甲、乙两类,主要是考虑到我国各地区之间经济水平和医疗消费水平的差异很大。一方面,通过甲类目录,保障大多数职工基本的医疗需求,又能使职工根据用药适应证的个体差异和经济能力选择使用乙类目录的药品,保证职工获得有效的药品。另一方面,通过甲类目录控制全国用药的基本水平,可以宏观控制药品费用支出,同时通过乙类目录根据各地用药习惯和经济水平留出进行调整的余地。

另外,乙类目录药品产生的费用由参保人员支付一定比例,再按基本医疗保险的规定付费。

3）根据库区对药品进行分类

按照企业所设药品库房对药品进行分类，便于在库药品编号上架和电脑查询。同时按照易于储存养护和出库复核，一般药品企业将药品分为：常温库药品、冷冻药品、易串味药品、阴凉库药品、中药材库、中药饮片库、不合格药品库、非药品库，再对各库药品按制剂进行细分，例如：把常温库药品按片剂、胶囊剂、针剂、其他剂型（包括外用制剂和内服制剂）进行细分，见图1-3。

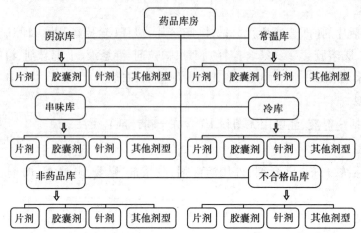

图1-3　库区对药品进行分类

4）根据药品的治疗作用对药品进行分类

为了准确地把握药品的治疗作用，做到合理用药，按照药品的治疗作用将现代药品进行分类，能更好地反映药品的治疗特效。因此很多学者赞同此类分类，但对药品的正确储存和科学养护带来了一定的难度，此类分类方法如下：

①抗微生物药品。如头孢噻肟钠、四环素、阿米卡星、克拉霉素、甲砜霉素等。

②抗寄生虫药品。如阿苯达唑、甲硝唑等。

③心血管系统药品。如硝酸甘油片、多巴胺、米诺地尔、卡托普利等。

④消化系统药品。如雷尼替丁、阿托品等。

⑤呼吸系统药品。如氨溴索、氨茶碱等。

⑥神经系统药品。如苯海索、溴隐亭等。

⑦治疗精神障碍药品。如碳酸锂、地西泮等。

⑧抗肿瘤药品。如阿霉素、美法仑等。

⑨血液系统药品。如氨基己酸、肝素等。

⑩免疫系统药品。如环孢素、胸腺五肽等。

⑪内分泌系统药品。如促皮质激素、地塞米松、降钙素等。

⑫泌尿系统药品。如氨苯蝶啶、阿米洛利等。

⑬抗变态反应药品。如苯海拉明、酮替芬等。

⑭镇痛药品。如吗啡、杜冷丁等。

⑮麻醉药品。如盐酸普鲁卡因、盐酸利多卡因等。

⑯电解质及营养品药品。如葡萄糖、氯化钠、氨基酸类、脂肪乳剂等。

⑰眼科药品。利福平滴眼液、利巴韦林滴眼液、白内停滴眼液、美多丽(复方托吡卡胺)滴眼液、泪然(左旋糖酐70)滴眼液等。

⑱耳鼻喉口腔药品。硼酸甘油滴耳液、大佛水鼻腔喷雾剂、牙周康胶囊等。

⑲诊断药品。如碘化油、布氏菌素等。

5)其他分类方法

药剂学中除将现代药品按制剂剂型进行分类外,还有以下分类方法:根据药品来源分类、根据化学组成分类、根据药品经营习惯和药品分类管理等进行分类(表1-2至表1-5)。

(1)根据药品来源分类

表1-2 药品来源分类

天然类	天然资源精制药品、加工提炼制剂、提取的有效成分	如黄连素(小檗碱)、甘草流浸膏
化学类	化学原料合成无机和有机药品	如磺胺类
混合类	用天然资源和化学合成高度结合的药品	如青霉素、乙肝疫苗

(2)根据药品化学组成分类

表1-3 药品化学组成分类

无机药品类	金属盐、氯化物、硫酸盐等	如硫酸镁
有机药品类	烃类、醇类、醛类、酸类等	如枸橼酸钠
生物类	生物碱、有机酸、挥发油等	如查耳酮
其他生物性药品	抗生素、生化药品、生物制品、激素、维生素	如蛋白酶

(3)根据药品经营习惯分类

表1-4 药品经营习惯分类

针剂类	注射用粉针、注射类	如5%葡萄糖注射液
片剂类	素片、肠溶衣片、蜜丸等	如胃仙U片
水剂类	酊水类、甘油类	如十滴水
粉剂类	原料药品、粉散剂	如青霉素钠粉针剂

(4)根据药品管理分类

表1-5 药品管理分类

处方类	凭执业医师和执业助理医师处方可购买、调配和使用的药品。有Rx标志的药品	如青霉素钠粉针剂
非处方药	不需要医生处方就可以自行购买的药品,这些药品临床应用时间较长,药效确定,不良反应较少,患者不需过多的专业知识,仅凭药品说明书和标签就可以安全用药。有OTC标志的药品	如西瓜霜润喉片

1.4.3　药品批准文号

生产新药或者已有国家标准的药品,须经国务院药品监督管理部门批准,并在批准文件上规定该药品的专有编号,此编号称为药品批准文号。药品生产企业必须取得药品批准文号后,方可生产该药品。

1)国家药品批准文号

药品批准文号格式为:国药准字+一位字母+八位数字(试生产药品批准文号:国药试字+一位字母+八位数字)。其中,化学药品使用字母"H",中成药使用字母"Z",通过国家食品药品监督局整顿的保健药品使用字母"B",生物制品使用字母"S",体外化学诊断试剂字母"T",药用辅料使用字母"F",进口分包装药品使用字母"J"。数字1—4位表示年号,5—8位表示顺序号。

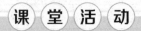

课 堂 活 动

了解药品批准文号统一格式识别方法后,一起来识别几种常用药品批准文号的解释。

(1)广谱喹诺酮类抗菌药左氧氟沙星片,批准文号:国药准字 H20200655。

(2)治疗腹泻的某一胶囊,批准文号:国药准字 S20150032。

(3)抗血小板聚集药物硫酸氯吡格雷片,批准文号:国药准字 J20140006。

2)进口药品批准文号

(1)未经过分包装的进口药品

①批准文号:进口药品注册证号+类别字母一个+四位数年份+四位数序号。

②进口药品注册证号:类别字母一个+四位数年份+四位数序号。如注射用盐酸博来霉素-[批准文号]进口药品注册证号:H20040205;注射用盐酸柔红霉素-[批准文号]进口药品注册证号:H20040349;头孢呋辛酯片-[批准文号]进口药品注册证号:H20030365。

 知识拓展

《医药产品注册证》与《新药证书》的格式

(1)《医药产品注册证》:H(Z、S)C+四位年号+四位顺序号。其中,H 代表化学药品;Z 代表重要;S 代表生物制品。对于境内分包装用大包装规格的注册证,其证号在原注册证号前加字母 B。

(2)《新药证书》:国药证字 H(Z、S)+四位年号+四位顺序号。其中,H 代表化学药品;Z 代表重要;S 代表生物制品。

（2）经过分包装的进口药品

批准文号组成：

①进口药品注册证号+B（或无）和药品类别字母+四位数年份+四位数序号。

②分包装批准文号：国药准字+类别字母一个+四位数年份+四位数序号。如精蛋白生物合成人工胰岛素注射液（预混30R）笔芯，进口药品注册证号：H20040772；分包装批准文号：国药准字J20050012。又如复方甘草酸苷片，进口药品注册证号：BH20030184；分包装批准文号：国药准字J20040060。再如甲钴胺注射液，进口药品大包装注册证号：BH20030671；进口药品大包装批准文号：国药准字J20040024。

每一种药品的每一种规格发给一个批准文号，除经SFDA批准的药品委托生产和异地加工外，同一药品同一规格不同生产企业发给不同的药品批准文号。

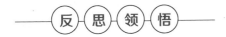

● 知识点掌握情况：

● 人生规划的启发：

● 自我评价：

● 名言：少壮不努力，老大徒伤悲！

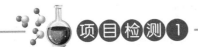

一、选择题

（一）单项选择题

1.下列岗位人员必须具有执业药师资格的是（　　）。

　　A.药品批发企业负责人　　　　　　　B.药品批发企业从事养护工作的人员

　　C.药品批发企业质量负责人　　　　　D.药品零售企业采购人员

2.不符合药品批发企业从事验收、养护工作的人员资历要求的是（　　）。

　　A.药学专业中专（含）以上学历　　　B.生物专业中专（含）以上学历

　　C.高中文化程度　　　　　　　　　　D.药学初级以上专业技术职称

3.要求必须具有大学本科以上学历、执业药师资格和3年以上药品经营质量管理工作经历，在质量管理工作中具备正确判断和保障实施能力的人员是（　　）。

　　A.药品批发企业负责人　　　　　　　B.药品批发企业质量管理部门负责人

　　C.药品批发企业质量负责人　　　　　D.药品批发企业验收人员

4.药品批发企业从事中药材、中药饮片验收工作的人员须（　　）。

　　A.具有中药学专业中专以上学历或者具有中药学中级以上专业技术职称

　　B.具有中药学专业中专以上学历或者具有中药学初级以上专业技术职称

　　C.具有药学专业中专以上学历或者具有药学中级以上专业技术职称

D.具有药学专业中专以上学历或者具有药学初级以上专业技术职称

5.药品批发企业从事质量管理、验收、检验、养护等工作的专职人员数量,不少于企业职工总数的(　　)。

A.4%(最低不应少于3人)　　　　B.3%(最低不应少于3人)

C.5%(最低不应少于3人)　　　　D.6%(最低不应少于3人)

6.企业直接接触药品的工作人员(　　)。

A.每3个月应进行健康检查并建立档案

B.每半年应进行健康检查并建立档案

C.每1年应进行健康检查并建立档案

D.每2年应进行健康检查并建立档案

7.患有(　　)的人不得从事直接接触药品的工作。

A.胃炎　　　　　　　　　　　　B.乙肝

C.糖尿病　　　　　　　　　　　D.高血压

8.下列不属于重点养护品种的是(　　)。

A.主营品种　　　　　　　　　　B.首营品种

C.储存时间较长的品种　　　　　D.性质稳定的品种

9.《药品经营质量管理规范》对库房的要求不包括(　　)。

A.库房内外环境整洁　　　　　　B.库房内墙、房顶光洁,地面平整

C.通道宽敞,人员、车辆可以随便出入　D.门窗结构严密

10.不属于药品储存与养护的目的是(　　)。

A.保证药品安全有效　　　　　　B.促使药品增值

C.保证市场供应　　　　　　　　D.降低损耗

11.具有"国药准字"的药品不包括(　　)。

A.化学原料药及其制剂、放射性药品　B.抗生素、生化药品

C.血清、疫苗、血液制品和诊断药品　D.天然药物

12.同一通用名称、同一规格的药品,但不同药品生产企业生产,国家药品监督管理部门发给(　　)。

A.同一药品批准文号　　　　　　B.不同的药品批准文号

C.不发药品批准文号　　　　　　D.禁止生产

(二)多项选择题

1.必须具有执业药师资格的人员是(　　)。

A.药品批发企业的负责人　　　　B.药品零售企业的法定代表人

C.药品批发企业的质量负责人　　D.药品批发企业的质量管理部门负责人

E.药品批发企业的验收人员

2.质量管理人员的职责是(　　)。

A.对药品养护人员进行业务指导

B.审定药品养护工作计划

C.确定重点养护品种

D.对药品养护人员上报的质量问题进行分析并确定处理措施

项目1 绪 论

E.对养护工作的开展情况实施监督考核

3.重点养护品种包括( )。

A.主营品种   B.首营品种

C.近期内发生过质量问题的品种   D.有特殊要求的品种

E.储存时间较长的品种

4.库房设施包括( )。

A.避光、通风、防潮、防虫、防鼠等设备

B.自动监测、记录库房温湿度的设备

C.有效控温度及室内外空气交换的设备

D.照明设备

E.药品与地面之间有效隔离的设备

5.药品批发企业的计算机系统应当符合( )。

A.有支持系统正常运行的服务器和终端机

B.有安全、稳定的网络环境

C.有固定接入互联网的方式和安全可靠的信息平台

D.有实现部门之间、岗位之间信息传输和数据共享的局域网

E.有符合《药品经营质量管理规范》要求及企业管理实际需要的应用软件和相关数据库

二、简答题

1.简述药品储存与养护的概念。

2.简述药品储存与养护的目的和意义。

3.简述药品储存与养护的基本任务。

4.简述仓库管理人员的工作任务。

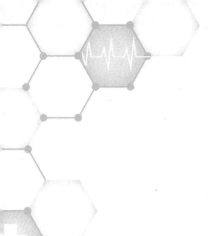

项目2
药品物流发展与仓储管理

【学习目标】

1. 了解物流与物流管理基本概念,以及医药物流的发展;
2. 了解药品仓库的类型和布局;
3. 了解药品分类储存的方法;
4. 了解药品的入库验收和在库养护;
5. 熟悉药品的出库与运输;
6. 熟悉药品的消防安全;
7. 熟悉药品仓库的设备管理。

思维导图 2

▶▷ 导学情景

2016 年 10 月,某市食品药品监督管理局执法人员在对辖区内某企业飞行检查中发现如下问题:①冷库内未划分验收发货、退货等区域;②中药材、中药饮片物流穿过常温库、阴凉库的药品合格区就进入相对应库房的待验区。

讨论:你认为这样设计合理吗?请谈谈你的看法和建议。

音频 2.1　药品库房

设计不合理之处

任务 2.1　物流的发展

2.1.1　物流的基本概念

物流,英文名称 logistics,是指供应链活动的一部分,是为了满足客户需要而对商品、服务消费以及相关信息从产地到消费地的高效、低成本流动和储存进行的规划、实施与控制的过程。

根据我国国家标准《物流术语》(GB/T 18354—2006),所谓物流,是指物品从供应地向接收地的实体流动过程。根据实际需要,物流将运输、储存、装卸、搬运、包装、流通加工、配送、信息处理等基本功能进行实时的有机结合。物流,即以仓储为中心,促进生产与市场保持同步。

现代物流业属于生产性服务业,是国家重点鼓励发展行业。现代物流业作为国民经济基础产业,融合了道路运输业、仓储业和信息业等多个产业,涉及领域广,吸纳就业人数多,现代物流业的发展可以推动产业结构调整升级,其发展程度成为衡量综合国力的重要标志之一。物流行业规模与经济增长速度具有直接关系,近十几年的物流行业快速发展主要得益于国内经济的增长,但是与发达国家物流发展水平相比,我国物流业尚处于发展期向成熟期过渡的阶段。一方面物流企业资产重组和资源整合步伐进一步加快,形成了一批所有制多元化、服务网络化和管理现代化的物流企业;另一方面物流市场结构不断优化,以"互联网+"带动的物流新业态增长较快;此外,社会物流总费用与 GDP 的比率逐渐下降,物流产业转型升级态势明显,物流运行质量和效率有所提升。我国社会物流总费用占 GDP 比重一直远高于发达国家,近年来物流产业的发展效率总体有所提升,但是较发达国家的物流效率水平相比,还存在较大改进空间。

2.1.2　物流管理的基本概念

物流管理(Logistics Management)是指在社会生产过程中,根据物质资料实体流动的规律,应用管理的基本原理和科学方法,对物流活动进行计划、组织、指挥、协调、控制和监督,使各项物流活动实现最佳的协调与配合,以降低物流成本,提高物流效率和经济效益。

以前,实施物流管理的目的就是要在尽可能低的总成本条件下实现既定的客户服务水平,即寻求服务优势和成本优势的一种动态平衡,并由此创造企业在竞争中的战略优势。根据这个目标,物流管理要解决的基本问题,简单地说,就是把合适的产品以合适的数量和合适的价格在合适的时间和合适的地点提供给客户。

物流管理强调运用系统方法解决问题。现代物流通常被认为是由运输、存储、包装、装卸、流通加工、配送和信息诸环节构成。各环节原本都有各自的功能、利益和观念。

2.1.3 医药物流的发展

医药物流是指医药产品的物流,而医药产品通常是指药品(包括中药材中药饮片、中西成药)和医疗器械。所以,医药物流应该是指药品物流和医疗器械物流。生产企业生产的产品最终产生实质销售的地方是医院或药店,那么生产企业不可能直接把产品卖给终端,这中间产生销售中转的公司可以称为第三方药品物流中心。

随着商业药企普药配送规模的做大,医药企业的配送半径和深度的增加,调拨业务的盛行也促使企业更加灵活地选择社会物流单位的运力。因此,无论是站在效率还是物流成本的角度考虑,大规模的医药物流发展成为必然趋势。医药物流的行业趋势决定了物流作业体系的顺畅,采用先进的信息技术手段成为中国医药行业迅速拉近与国外发达药企的重要手段。尤其是国内一批规模药企率先建设了高位立体自动仓库,在其中率先运用了 ERP、WMS(仓库管理系统)、电子标签辅助拣货系统、条码扫描系统、RF 系统等多种信息技术的集成,极大地缩小了我国药企在物流管理方面与国外先进药企的差距,也成为国内发展的标杆。

任务 2.2　药品仓库类型和布局

药品经营企业的营业场所,尤其是用于药品储存的仓库,是药品经营企业必不可少的基础性设施,是保证药品在流通环节正常流转必不可少的基本条件,也是《药品经营质量管理规范》认证审查的重点环节之一。仓库的条件反映了药品经营企业的经营条件水平。仓库是用于储存和养护药品的地方,药品在库期间的质量状况取决于仓库条件和保养技术及管理水平。因此药品经营企业必须重视仓库的建设。

根据《药品经营质量管理规范》及其实施细则要求,不同规模的药品批发企业应配备与生产经营规模相适应的营业场所和药品仓库,具体要求见表 2-1。

表 2-1　药品批发企业仓库与相关场所条件

企业规模	大型企业	中型企业	小型企业
仓库建筑面积	不小于 1 500 m²	不小于 1 000 m²	不小于 500 m²
养护室面积	不小于 50 m²	不小于 40 m²	不小于 20 m²
中药饮片及分装场所	如有分装业务,应有固定分装室,面积与设备应与分装要求相适应		
收发货场所	适合进行拆零与拼箱发货,装卸作业场所应有顶棚		
物料储存场所	设置包装物料、储存场所和相关设备		
营业场所	与经营规模相适应,明亮整洁		

仓库设备是仓库作业系统中的物质基础,也是仓库系统规划的重要内容,关系到仓库的建设成本和运营费用,更关系到仓库的生产效率和效益。随着科学技术的发展,仓库设备的不断更新升级(主要包括:养护设备和安全设备,见表2-2、表2-3),同时促进了物流业快速发展。反之,物流业的发展与进步又对仓库设备提出了更高的要求。

表2-2 仓库养护设备的种类

类别		种类
计量设备	称量设备	汽车秤(地中衡)、各种磅秤、杆秤、台秤以及自动称量装置等
	库内量具	直尺、折尺、卷尺、卡钳、线规(线卡)游标卡和千分卡等
药品保养设备	保管设备	测温湿度检测仪、除湿机、加湿器、空调、排风扇、吸潮机、擦锈机、烘干箱、温湿度计、空气调节器、红外线装置、风幕装置、电冰箱、工具和用品等
	养护设备	千分之一分析天平、澄明度检测仪、标准比色液等。同时经营中药材、中药饮片的,还应配备水分测定仪、紫外荧光灯、解剖镜或显微镜。医疗器械经营企业仓库应建立验收养护室,备有稳压装置的交直流两用电源,接触良好的接地线和操作工作台,并配备万用表、兆欧表等操作工具
检验维修设备		钉锤、斧、锯、钳、开箱器、小型打包机、活络扳手、螺丝刀、电工刀、剪刀、排刷、标号打印机等

表2-3 仓库安全设备

类别	种类
消防安全设备	灭火器、消防栓
防范系统	防尘、防霉、防污染、防鼠虫设备
监控系统	电视监控、网络视频监控系统
电气设备	变压器、电动机、防爆灯
防雷装置	避雷针、避雷器

仓库设施设备状况不仅直接影响到仓库的货物流量、仓库服务质量以及作业效率,而且会影响企业的仓储成本、仓储速度、仓库安全以及仓储作业的生产秩序等诸多方面。因此设备的优劣,对现代药品仓库流通企业的生存和发展有着重大影响。所以,了解仓库设备类型、特点、使用方法,对正确、合理地配置和运用仓库设备完成仓库作业技术具有重要的意义。

2.2.1 药品仓库管理人员的基本素质要求

(1)具有丰富的药品知识

对所经营的药品要充分熟悉,掌握其物理化学性质和保管要求,有针对性地采取管理措施。

（2）掌握现代仓储管理技术

对仓储管理技术充分掌握，并能熟练运用，特别是现代信息技术的使用。

（3）熟悉仓储设备

能合理和高效地使用仓储设备。

（4）办事能力强

能分清轻重缓急，有条有理地处理事务。

（5）具有一定的财务管理能力

能查阅财务报表，进行经济核算、成本分析，正确掌握仓储经济信息，进行成本管理，进行价格管理和决策。

（6）具有一定的管理素质

能进行一定的管理工作。

2.2.2　药品仓库管理人员的职责

①认真贯彻药品保管工作的方针、政策、体制和法律法规，树立高度的责任感；忠于职守，廉洁奉公，热爱药品仓储工作，具有敬业精神；树立为客户服务、为生产服务的观点，具有合作精神；树立讲效率、讲效益的思想，关心企业的经营。

②严格遵守药品储存管理的规章制度和工作规范，严格履行岗位职责，及时做好药品的入库验收、保管养护和出库发运工作；严密各项手续制度，做到收有据、发有凭，及时准确登记销账，手续完备，账物相符，把好收、发、管三关。

③熟悉药品仓库的结构、布局、技术定额，熟悉药品仓库规划；熟悉堆码、苫垫技术，掌握堆垛作业要求；在库容使用上做到：妥善安排货位，合理高效利用仓容，堆垛整齐、稳固，间距合理，方便作业、清数、保管、检查、收发。

④熟悉仓储药品的特性、保管要求，能针对性地进行保管，防止药品损坏，提高仓储质量；熟练地填写表账、制作单证，妥善处理各种单证业务；了解仓储合同的义务约定，完整地履行义务。

⑤重视仓储成本管理，不断降低仓储成本。妥善保管好剩料、废旧包装，做好回收工作。用具、苫垫、垫板等妥善保管、细心使用，促使使用寿命延长。重视研究药品仓储技术，提高仓储利用率，降低仓储物损耗率，提高仓储经济效益。

⑥加强业务学习和训练，熟能生巧地掌握计量、衡量、测试用具和仪器的使用；掌握分管药品的特性、质量标准、保管知识、作业要求和工艺流程；及时掌握仓库管理的新技术、新工艺，适应仓储自动化、现代化、信息化的发展，不断提高仓储的管理水平；了解仓库设备和设施的性能和要求，对所用的设施和设备应定期进行检查、维修、保养、清洁并建立档案。

⑦严格执行仓库安全管理的规章制度，时刻保持警惕，做好防火、防盗、防破坏、防虫鼠害等安全保卫工作，防止各种灾害和人身伤亡事故，确保人身、物资、设备的安全。

2.2.3 仓库的类型

1)《药品经营质量管理规范》对库房分类的要求

(1)按一般管理要求

为了有效地控制药品储存质量,应对药品分区管理。为杜绝库房存放差错,必须对在库药品实行色标管理。库房通常分为三色五区。

三色:绿色、红色、黄色。三色的标识以底色为准,文字可以白色或黑色标识,防止出现色标混乱。

五区:待验库区、发货库区、退货库区、合格品库区、不合格品库区。另外,经营中药饮片,还应划分零货称取专库区。

对应的颜色分配:绿色(发货库区、合格品库区)、黄色(待验库区、退货库区)、红色(不合格品库区),详情见图2-1。

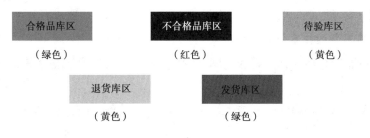

图2-1 库区的分区及色标

(2)按温度管理要求

库房按温度管理要求可分为冷库(2~10 ℃)、阴凉库(≤20 ℃)、常温库(10~30 ℃),各类库房相对湿度均应控制为35%~75%。

(3)按特殊管理要求

按特殊管理要求,库房分为麻醉药品库、一类精神药品库、医疗用毒性药品库、放射性药品库和危险品库。此类仓库为专用,建筑为砖钢混结构且无窗、无通风孔,安装钢制保险门,并与附近公安派出所建立联系,以便做好重点防护的准备。

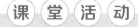

课 堂 活 动

根据学过的知识,你认为药品仓库按温度管理要求分为哪几类? 生物制品(疫苗、血液制品等)应该储存在哪类库房?

2)药品仓库的种类

仓库储存的药品种类繁多,性能各异。根据仓库承担的任务和储存量大小的不同,结合

《药品经营质量管理规范》的规定,可将药品仓库的种类划分归纳为以下几种。

(1)按照仓库的主要业务职能分类

①采购仓库:此类仓库的主要职能为分批接受从生产部门收购药品,经过集中和积聚再整批或分批发运各地。

②批发仓库:批发仓库设在药品供应区的各种批发企业的仓库,地点一般设置在药品的销地,即药品的最终消费地区,规模较小。

③零售企业:零售仓库指为保证药品日常销售而进行短期药品储存的仓库,地点一般设置于零售企业内或药店附近,归零售企业直接管理。

④加工仓库:此类仓库的主要职能是对某些药品进行必要的挑选、分类、整理、分装、改装、组装和简单的流通加工,以弥补生产过程加工不足,更有效地满足用户或企业的需要。

⑤储备仓库:其业务特点是接收和发运药品的批次量较少,药品较长时期脱离周转,其主要用来调整国民经济计划过程中可能出现的重大失调以及补救大自然灾害所造成的损失或战争急需。

⑥中转仓库:设置地点一般在铁路、公路、航运等交叉汇集点,要求有齐全的装卸设备。

(2)按照仓库建筑的技术设备条件分类

①通用仓库:通用仓库亦称为普通仓库,此类仓库特点为技术装备比较简单,建造比较容易,适用范围广泛。

②保温、冷藏、恒温恒湿仓库:在技术设备上,有制冷设备,并有良好的保温隔热性能以保持所需的温湿度。

③危险品库:危险品库是用以储存易燃、易爆、有毒和有辐射的药品仓库,它要求有一定的特殊技术的装备和装卸、搬运、保管条件,并能对危险品起一定防护作用的仓库。

④气调仓库:能够控制库内氧气和二氧化碳浓度的药品仓库。通常存放有控制氧气和二氧化碳浓度要求的药品。

(3)按照仓库的建筑结构分类

①平房仓库:平房仓库指单层建筑仓库。优点为建筑结构简单、造价较低、移仓作业方便;缺点为土地利用率低。

②多层楼房仓库:优点为可提高仓容量和土地利用率,但建筑结构复杂,造价较高。

③高层货架立体仓库:高层货架立体仓库亦称自动化立体仓库,是采用几层乃至几十层高的货架储存单元药品。此类仓库可以实现计算机网络管理,实现物流仓储的自动化、智能化、快捷化、网络化、信息化。优点在于提高了土地利用率、单位面积储存量,有利于提高仓库的出入库频率,提高仓库的管理水平,实现"先进先出",有利于仓储最合理、最有效、最经济的流动,并能较好地适应黑暗、有毒等特殊场合的需要。自动化立体仓库(图2-2)是未来药品仓库发展的主要趋势之一。

(4)按照仓库的建筑面积规模分类

大型企业仓库内建筑面积应不小于 $1\,500\,m^2$;中型企业仓库内建筑面积应不小于 $1\,000\,m^2$;

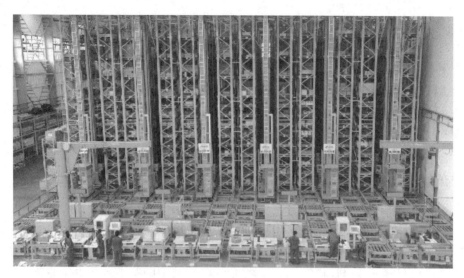

图 2-2 自动化立体仓库

小型企业仓库内建筑面积应不小于 500 m²。

（5）按仓储条件划分

按照药品理化性质对储存的温湿度条件要求来划分，药品仓库可分为常温库、阴凉库和冷库 3 种类型。

①常温库。有些药品在 0 ℃ 以下容易结冻造成分子结构破坏失去药效，有些药品在 30 ℃ 以上时容易出现融化而造成药品变质，温度需要控制为 10～30 ℃，温度控制在此范围内的仓库就称为常温库。

②阴凉库。有些药品需要储存在阴凉干燥处，要求温度不超过 20 ℃，也不宜低于 2 ℃，超过 20 ℃ 易变质，温度控制在此范围内的仓库就称为阴凉库。

③冷库。有些药品的温度要求不宜超过 10 ℃，也不宜低于 2 ℃，也就是在 2～10 ℃ 储存最理想，温度控制在此范围内的仓库就称为冷库。

2.2.4 库区的布局

库区的布局就是根据已经选定库址的地形现状、结合各类药品储存的要求、仓库业务的性质和规模、仓库技术设备性能和使用特点等，对仓库主要建筑物、辅助建筑物及行政生活用房等，进行全面合理的安排和配置。仓库库区布局合理与否，直接影响仓库的作业效率、工作质量和费用水平。合理设计仓库的库区布局，对保证仓储业务的顺利进行，实行科学管理，提高仓库经济效益等都有重要意义。

仓库库区布局主要包括：仓库总平面布局、仓储作业区布置、库区内部布置。

1) 仓库总平面布局

根据仓库业务活动和工作任务的不同，整个仓库可划分为：仓储作业区、辅助作业区、行政生活区。仓库总平面布局，就是根据仓库总体设计的要求，科学、合理地设计各个区域的具体布局。

仓库总平面布局应考虑以下要求：

①方便仓库作业和药品的安全储存。

②最大限度地利用仓库的面积。

③防止重复搬运、迂回运输和避免交通阻塞。

④有利于充分使用仓库设施和机械设备。

⑤符合仓库安全及消防要求。

⑥符合仓库目前需要与长远规划，尽可能减少将来仓库扩建对正常业务的影响。

（1）仓储作业区

仓储作业区是仓库的主体部分与主要业务场所，是仓库用于收发药品储存、整理、分类、加工、包装的场所，主要包括库房、货场以及整理、分类、包装等场地。仓储作业区的布置应保证药品收发迅速，装卸搬运便利，储存药品安全，仓容合理利用的要求。各个作业场所的布置必须与仓库业务顺序相一致，使各个作业环节密切衔接，以便加快作业流程。一般将吞吐量大和出入库频繁的库房组布置在库区中央靠近出入作业区的地方；吞吐量不大和出入库不频繁或存放笨重物品的库房组布置在库区的两翼或后部；有易燃、易爆等危险品的应单独设库，并布置在全库区的下风侧；各库房之间应按规定留出一定的间隔距离。

（2）辅助作业区

辅助作业区是仓库作业的辅助场所，主要是为药品储存保管业务服务。一般包括验收养护室、中药标本室、中药饮片分装室以及存放苫垫用品、包装物料、搬运装卸机具等的场所。它的设置应靠近仓储作业区，如存放包装物料的场所，应设置在包装场所的附近，以便材料的领用；保管苫垫用品的场所，应该设置在出入方便、距离药品保管场所较近的地方，以便及时供应。辅助作业区应与仓储作业区相隔一定距离，防止辅助作业区发生事故危及存货区域。

（3）行政生活区

行政生活区是仓库的行政管理机构和生活服务设施的所在地，包括办公室、警卫室、汽车队、食堂、浴室、文体活动室、宿舍、休息室等。行政生活区一般应与库区各作业场所隔开，并有隔离设施和设置单独的出入口，以减少人员往来对仓储作业的影响和干扰，保证作业安全和药品储存安全。行政办公房应设在仓库出入口附近，便于收、发药品办理手续；验收养护室和样品陈列室应靠近办公室，便于药品质量的验收和基层选购业务的开展；警卫室应设置在库区出入口，以便于履行检查手续。

药品库房应划分为待验库区、合格库区、不合格库区、退货库区、发货库区专属性五大库区。经营特殊药品、危险药品、贵重药品等的药品经营企业应在仓库设立相应的专门库区。经营中药饮片的应在仓库设立零货分装的专门库区。在药品储存时，这些专门的库区都实行色标管理。其统一标准为：待验药品库区、退货药品库区为黄色；合格药品库区、零货分装库区、待发药品库区为绿色；不合格药品库区为红色。即使在同一门库区内，应按药品分类管理的要求和防止差错的原则对不同类别、不同品种、不同批号、不同效期的药品进一步划区，适当分开，悬挂醒目清楚又正确的指引标示(图2-3)。

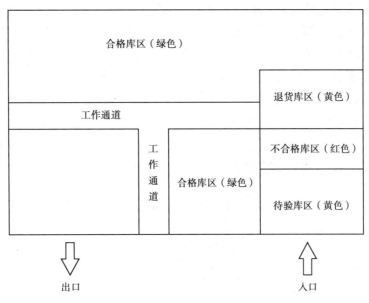

图 2-3 药品仓库布局

2）仓库作业区布置

仓库作业区的布置,应以主要库房为中心,对各个作业区域加以合理的布置。对库房布置的要求是:合理安排各个库房的位置,力求最短的作业路线,减少库内运输的距离和道路占用的面积,以提高库房面积利用率和降低仓储费用。

（1）仓库作业区布置的要求

①药品分区保管。仓储作业区布置首先将仓储作业区进一步划分为各个药品储存区。其次,按不同药品的性能特点,实行分区、分类保管,防止不同性能药品之间的相互影响,保证药品储存安全。也即是以库房或货场为单位,在仓储作业区内形成各自独立的、小的仓储作业区,不同区域用以储存某类特定药品。这不仅可以防止不同性能药品的相互影响,还可以最大限度地减少各个区域之间的相互干扰,利于提高整个仓库的作业效率。

在经营特殊管理药品的企业,应设立麻醉药品、一类精神药品、医疗用毒性药品、放射性药品等的专用仓间或专用设施;经营医疗器械的企业,应设立橡胶、乳胶制品、精密光学仪器、大型医疗设备、贵重药品等分类保管的仓间;经营化学试剂危险物品的企业,应设立符合国家《化学危险物品安全管理条例》和《民用爆炸物品管理条例》规定的分类专用危险品库。在储存量较小不能分库时,应有隔离储存的设施。药品零售企业的仓库应具有足够的面积,使各类性质不同的药品能分储存于不同的房间。

②机械设备使用特征。不同库房应根据储存药品的性能和装卸、搬运要求,适当地配备各种作业机械,如运输叉车、电瓶车、吊车、装卸设备以及药品分区保管分拣自动化系统等。为了充分发挥不同机械设备的性能和效率,在进行库区布置时,就需要考虑所配备的设备特征,以适应每种设备的具体使用要求和最经济的运输半径;还要从合理使用各种设备出发,确定库房与铁路专用线的适当相对位置。

③作业流程的合理性。仓库业务过程有两种主要形式:一是整进整出,药品基本上按原包

装入库和出库,其业务过程比较简单。二是整进零出或是零进整出。药品整批入库、拆零付货或零星入库、成批出库,其业务过程就比较复杂,除了验收、保管、发送以外,还需要进行拆包、挑选、编配和再包装等业务。为了有效地完成仓库业务,以最少的人力、物力耗费和最短的时间完成各项作业,就必须按照仓库作业环节的内在联系合理布置作业区域。

（2）仓库作业区布局的形式

在仓库布局中考虑的优先原则是药品的快速移动原则。在规划仓库布局时,必须尽量缩短药品进出库每个步骤之间的移动距离,使移动过程尽可能畅通连续。通常药品在仓库中的流动有:"直线形流动""U 形流动""T 形流动",如图 2-4 至图 2-6 所示。

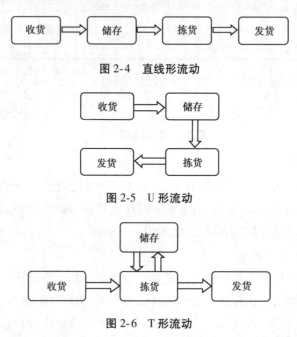

图 2-4　直线形流动

图 2-5　U 形流动

图 2-6　T 形流动

①直线形流动特点:收货和发货的建筑物方向不同,用于接受相近企业的货物或不同类型车辆来收货和发货。

②U 形流动特点:站台根据需要作为收货站台或发货站台,使用同一个通道供车辆出入,易于控制和安全防范。

③T 形流动特点:可以满足快速流转和储存两个功能;可以根据需要增加储存面积。

3）库房内部布置

库房内部布置的主要目的是提高库房内作业的灵活性,有效地利用库房内部的空间。库房内部主要由药品储存区、收发货作业区及作业通道所组成。库房内部的合理布局,就是合理安排上述 3 方面的占地面积。库房的内部空间是一个有限的常数,如果作业区和作业通道过分地占用,必将造成储存空间的大量损失。库房内部布置应在保证药品储存需要的前提下,充分考虑库房内作业的合理组织,根据药品码垛的方式和方法,决定作业通道的宽度和合理安排作业通道,以协调药品储存和作业的不同需要,保证合理地利用库房空间。

①仓库储存区域划分。仓库管理人员要根据仓库作业的需要,按照仓库作业的功能特点、《药品经营质量管理规范》及 ISO 9000 国际质量认证体系的要求,将仓库中可存储的区域划分

成为待验区、合格商品储存区及不合格商品隔离区,以放置处于不同状态的药品,各储存区域的作用如下所示(图2-7)。

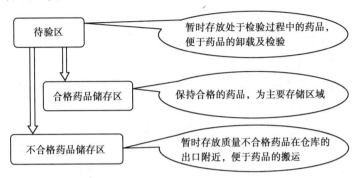

图2-7 仓库储存区域划分

②了解有效储存面积。在进行货位划分时,仓库管理人员首先要正确计算并规划出仓库中可以使用并能够用于保存药品的面积(表2-4)。

表2-4 仓库面积的计算方法

仓库面积	定义	计算方法
建筑面积	库房所占用的土地面积	库房外墙线所围的水平面积
使用面积	库房内可供使用的面积	库房内墙线所围成的面积,并除去库房内立柱、电梯、消防设施、办公室设施等所占的面积
有效面积	实际用来存放药品的面积,即货位和货架所占的面积	使用面积除去过道、垛距及进行验收备料等区域后所剩面积

③规划有效存储区域。

a.设计仓库通道。仓库通道是除了货位储存面积外所占面积最大的部分,它的设计要求应保证药品能够有效存取、搬运,装卸设备能够正常运行,电梯、存放设施及服务区的设备能够便于使用(表2-5)。

表2-5 仓库内通道的类型及设置

通道类型	定义	设置
工作通道	药品放入或移出的通道,可分为主要通道及交叉通道	主要通道通过库房中央,且尽可能直通,使其两端在出入口,同时连接主要交叉通道
电梯通道	提供药品出入电梯的通道	根据电梯位置设置,距离工作通道3~4.5 m
设施通道	为公共设施、防火栓等所设的进出通道	根据公共设施及消防设施的位置设置
人行通道	便于仓库管理人员及装卸人员进出特殊的区域	在必要的情况下,尽可能减少所占面积及其对主要通道的影响
服务通道	为存货或检验提供大量物品进出的通道	尽量维持最小数目及占地面积,减少对主要通道的影响

b.合理安排仓位。为了提高仓库的运转效率,在仓库规划中划出放置药品的区域后,仓库管理人员需要根据存放药品的特点,为其确定具体的仓位。仓位的布置方法可分为垂直式、倾斜式。

垂直式布置指货垛或货架的排列与库墙和通道垂直,这种布置方式可分为横列、纵列、混合式3种(图2-8至图2-10)。

垂直式优点:主要通道长且宽、副通道短、整齐美观,便于药品的查点和存取;通风较好,便于机械化作业。

垂直式缺点:主通道占用面积多,仓库面积利用率不高。

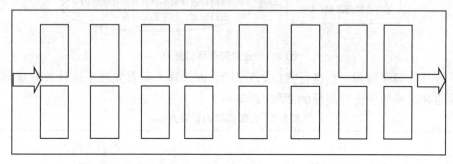

图2-8 横列式布置

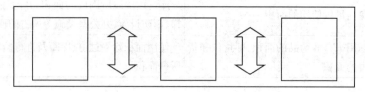

图2-9 纵列式布置

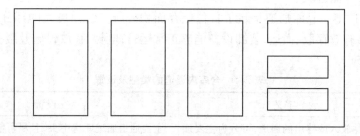

图2-10 混合式布置

倾斜式布置方式的适用条件有很大的局限性,它只适用于品种单一、批量大、用托盘单元装卸、就地码放、使用叉车搬运的货物。

倾斜式优点:叉车配合托盘进行作业,能提高装卸搬运效率。

倾斜式缺点:造成不少死角,仓库面积不能充分利用。倾斜式分为货垛倾斜式和通道倾斜式(图2-11、图2-12)。

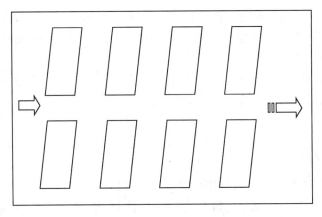

图 2-11 货垛倾斜式布局

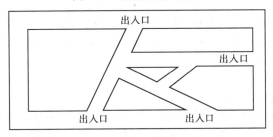

图 2-12 通道倾斜式布局

任务 2.3 药品的入库验收

药品质量验收工作是药品入库作业的一个重要环节,是防止伪劣药品进入仓库的第一道关卡,并且通过验收对药品质量的评定,为如何保管养护提供了可靠依据。

2.3.1 收货核对

药品验收前的工作是药品接收。收货员依据收货凭证,逐一核实药品的名称、规格、生产企业、数量等,同时检查大包装。若货与单不符,或大包装有质量问题,应拒绝收货并立即报告采购部处理。

采购的药品到达后,收货员将"送货凭证"(指供货企业的随货同行凭证等)送采购部确认是否为购进的药品,确认签字后交收货员作为收货的依据。

确认采购品种且货与单相符的,将药品下货到待验区;对到货数量大的品种、可临时设置动态待验区——直接下货到存放垛位上,悬挂黄色的"待验药品"标识。

将收货凭证交验收货员检验。接收操作步骤如下:

①收发人员接到送货预报后,与保管人员联系商品下货的待验库(区)。

②商品到达后,应监卸,避免乱堆乱放。

③为便于清点,按一定件数叠高,整齐有序排放。

35

④点收查验核实，无异常情况应在送货单上签字，并将收到的商品品名、件数、存放地点、到货日期填写在"商品到达通知单"上，签章。通知单一式三份，一份交验收部门，一份交保管部门，一份留底备查。

⑤点收时发现数量短失、污染等异常情况，应让运送人员查看。将异常情况记录在商品到达通知单上，收发人员与运送人员共同签章后，交业务部门处理。

2.3.2　药品验收

药品质量验收员的职责——做好药品验收工作，做到"十验四清一核对"。

①十验：品名、规格、质量状况、数量、批号、生产日期、批准文号、有效期、包装标志、合格证。

②四清：质量情况记录清、包装情况数量清、批号效期标记清、验收手续清。

③一核对：核对药品检验报告书、合格证、说明书与产品质量标志是否相符。药品包装必须有封条、封签。

1)验收标准和要求

《中国药典》和《药品标准》是国家药品标准，药品验收应执行国家药品标准，严格按照《中华人民共和国药品管理法》《药品经营质量管理规范》及相关法律、规范规定的条款、合同(含质量保证协议)中的质量条款的规定。具体要求如下：

①严格按《药品入库质量验收的管理规定》，按照法定标准和合同规定的质量条款对购进药品、销后退回药品的质量进行逐批验收。做好验收记录，并对其准确性负责。

②验收时应同时对药品的包装、标签、说明书以及有关要求的证明文件进行逐一检查。

③验收抽取的样品应具有代表性。

④验收首营品种，还应进行药品内在质量的检验。

⑤验收应在符合规定的场所进行，在规定时限内完成。

⑥验收合格后，应在验收记录单上签字，对该批药品负质量验收责任。

⑦验收记录应保存至超过药品有效期一年，但不得少于3年。

⑧对特殊管理的药品，应实行双人验收制度。

⑨对验收不合格的药品，若为药品外在质量不合格，应填写药品拒收报告单，报质量管理部门审核确认后，直接拒收。

2)验收人员对下列情况有权拒收或提出拒收意见

①无出厂合格证的。

②进口药品、首营品种首次供货、生物制品无药品检验报告单的。

③说明书、包装及其标志内容不符合规定要求者。

④药品包装内有异常响动或液体渗漏。

⑤标志模糊不清或脱落。

⑥无购入方采购人员签字的收货通知单。

3）药品验收操作步骤

（1）取得请验凭证

采购部签字的送货凭证（随货同行凭证）为购进药品请验凭据；销售部签发的《药品销后退回通知单》为销后退回药品的请验凭据。验收员以请验凭证为依据按照《药品质量验收的管理制度与程序》规定对药品进行验收。

（2）一般项目的核对

对照实物核对请验凭证，包括：日期、供货单位、品名、剂型、规格、生产企业、批号、有效期、数量、批准文号（或进口药品注册证号）等应一致。

（3）大包装质量检查

药品大包装应牢实、无破损、无变形、无污染、封口完好。

（4）开箱检查与抽样

查验整件包装中是否有产品合格证并按本制度所规定的原则抽样。

（5）合格证、包装的标签、说明书检查

包装内应该有产品合格证，包装的标签、说明书应符合《药品包装、标签和说明书管理规定》的要求，中药饮片包装的标签按《中药饮片的管理制度》中的规定检查。

（6）中包装与内包装质量检查

药品的中包装与内包装应完好、无破损、无变形、无污染。

（7）药品的外观质量检查

在不破坏药品内包装的前提下检查药品的性状应符合要求，注射液还必须做澄明度检查并记录。中药饮片的外观质量按《中药饮片的管理制度》中的规定检查。

（8）药品有关要求的证明或文件检查

验收首营品种，应检查该批号药品的质量检验报告书，并在验收记录的备注栏注明；验收进口药品，应检查《进口药品注册证》《进口药品检验报告》《进口药材批件》复印件并在验收记录中注明。

（9）签发药品验收（收货单）

上述工作完成后，在计算机上录入验收的数据。购进药品打印《药品验收（收货单）》，销后退回药品打印《销售退回单》，签字后连同收货凭证交仓管员签收。

（10）发现质量问题的处理

①购进药品验收发现质量问题，验收员填写《药品拒收通知单》一式3份，报质量管理部确认。质量管理部签写确认和处理意见后返回给验收员，确认合格的，打印《药品验收（收货单）》；确认不合格的，仓管员在《药品拒收通知单》上签字确认对药品的临时保管责任。

②销后退回药品验收发现质量问题，验收员填写《药品质量问题报告、确认单》一份，报质量管理部确认。质量管理部确认为不合格的，按《不合格药品管理的制度与程序》处理。

（11）填写相关的记录

①验收使用了仪器设备的，填写《仪器设备使用记录》。

②做了澄明度检查的，填写《澄明度检查记录》。

③验收员留存的《药品验收（收货单）》为《药品验收记录》的纸质凭证，可以证明计算机自动生成的《药品验收记录》的真实性和有效性。

4）抽样原则

抽样的原则要有一定的代表性和足够的数量，在待验区按批号从原包装中抽取样品。抽样方法：每批在50件以下（含50件）抽取2件，50件以上每增加50件多抽1件，不足50件以50件计，每件从上、中、下不同部位抽3个以上小包装进行检查。如外观质量有异常现象需复验时应加倍抽样。

5）验收内容

药品验收的内容包括药品质量验收、数量验收、验收记录。

（1）质量验收

对药品和销后退回药品质量进行逐批验收，进库的药品必须符合法定的标准和合同规定的质量条款。药品质量验收的内容还包括药品的外观性状和内外包装及标识的检查。

包装、标识主要检查以下内容：

①包装应完好无破损，每件包装中，应有产品合格证。

②药品包装的标签和所附说明书上，应该符合规定，有生产企业的名称、地址，有药品的品名、规格、批准文号、产品批号、生产日期、有效期、药品的成分、性状、适应证或功能主治、用法、用量、禁忌、不良反应、注意事项以及储存条件等。

③特殊管理药品、外用药品包装的标签或说明书上有规定的标识和警示说明。处方药和非处方药按分类管理要求，标签、说明书上有相应的警示语或忠告语；非处方药的包装有国家规定的专有标识。

④进口药品包装的标签应以中文注明药品的名称、主要成分和注册证号，并附有中文说明书。进口药品应有符合规定的《进口药品注册证》和《进口药品检验报告书》复印件；进口预防性生物制品、血液制品应有《生物制品进口批件》复印件；进口药材应有《进口药材批件》复印件。以上批准文件应加盖供货单位质量检验机构或质量管理机构原印章。

⑤中药材和中药饮片应有包装，并附有质量合格的标志。每件包装上，中药材标明品名、产地、供货单位；中药饮片标明品名、生产企业、生产日期、实施文号管理的中药材和中药饮片，在包装上还应标明批准文号。

（2）数量验收

数量验收以计件检斤准确、数据真实可靠为工作目标，实现货、卡、账三相符。

（3）验收记录

药品验收记录的内容包括供货单位、数量、到货日期、品名、剂型、规格、批准文号、批号、生产厂商、注册商标、有效期、质量状况、包装、验收结论、验收员、备注和签章等。进口药品的验收记录还应包括有无证书和中文说明书。验收结论根据验收具体情况写合格或不合格。凭验收员、保管员签章的入库凭证办理入账手续。保持与货、卡记载数据相一致（表2-6）。

表 2-6 药品购进入库验收记录表

单位(部门)

年		来货单位	品名	剂型	规格	生产企业	单位	数量	单价	金额/元	批准文号	批号	有效期	注册商标	包装情况	质量情况	验收结论	验收员签名	付款日期	凭证号码	发票号码
月	日																				

6)验收注意事项

(1)酒精灯的使用

验收操作过程中使用酒精灯时,灯内乙醇量不得装得太满,以不超过酒精灯总容量的2/3为宜。实验中添加乙醇,应先灭火,待灯冷却后再添加。添加时需小心谨慎,若不慎洒在外面,要擦拭干净后再点火。灯的周围不得有明火。要用火柴点火,禁止两灯对接点火。操作完毕灭火时,不得用嘴吹,要用灯帽盖火,反复两次,确认已灭火。

(2)电热板的使用

验收操作过程中使用电热板,要有良好接地措施,保证人身安全。电源电压与电热设备的额定电压相符,电源功率应有保障。

(3)怀疑有内在质量不合格的药品

如怀疑有内在质量不合格的药品,应封存于待验区,并在规定时间之内,向质管部进行报告,由质管部将样品送药检部门检验鉴定后,如不合格按《不合格药品的管理规定》和《不合格药品的确认和处理控制程序》进行处理。

(4)销货退回的药品

对于销货退回的药品,要加强质量验收。重新验收合格的,放入合格品区,进行销售;重新验收不合格的药品,向质管部报告,由质管部按《不合格药品的管理规定》和《不合格药品的确认和处理控制程序》进行处理。

(5)填写验收记录

对于验收记录的填写,不得用铅笔填写记录,不得撕毁或任意涂改记录,需要更改时,划去后在旁边重写,在划掉处加盖更改人图章和日期。签名不得只签姓氏或代号,要签全名。表格内无内容可写,一律用"—"表示。签署验收员意见,应真实反映对质量问题的意见。

(6)仓库待验区规定

仓库必须设置有待验区,并有明显的黄色标识;对单次到货量大的品种可临时设置动态待验区。大包装等检查和抽样工作在待验区按规定进行。

(7)验收养护室

必须设置符合要求的验收养护室,包装标签和说明书的检查、药品外观质量的检查等在验收养护室完成。

（8）需要冷藏的药品

需要冷藏的药品可以在冷柜处即时验收、存放。

（9）贵重药品和需要阴凉保存的药品

对于贵重药品和需要阴凉保存的药品，验收员必须在接到通知后立即开始验收并不间断地进行直到完成验收入库。其他药品必须在接到通知后在规定的时间内完成验收工作。

2.3.3　药品入库

1）药品进库作业

药品的进库作业由药品接收、验收、填单入账几个环节组成，其基本要求是：药品接收以接收及时、准确，安全抵达为目标，为药品验收做好准备。

进库是仓储作业过程管理的首要阶段；进库是把购销合同内容纳入实质性操作的关键步骤；进库是防止不合格药品进入流通渠道的关卡。

药品进库作业操作程序，可用进库作业流程图表示（图2-13）。

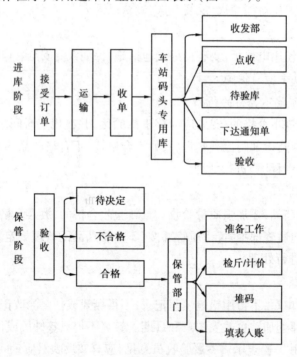

图 2-13　进库作业操作流程图

2）药品验收后的进库作业

药品验收后进库作业的操作步骤如下：

①验收员验收完成后交库管员复核确认。

②验收员与库管员办理入库交接。

③库管员把验收合格的药品转移到满足储存要求的合格品区。

a.验收员将数据录入计算机,打印《药品验收(收货单)》,签字后连同收货凭证交库管员。

b.库管员依据《药品验收(收货单)》与药品一一核对,发现数量错误的要及时提请纠正;发现质量异常、包装不牢或破损、标志模糊等情况与验收结论不一致时,要向验收员表明自己的意见。

c.库管员核实数量、质量无异议的,在《药品验收(收货单)》上签字,留存一联,返回一联给验收员,并将药品从待验区转移到满足储存要求的合格品区。

d.验收员凭库管员签字的《药品验收(收货单)》对计算机数据进行审核确认。

e.库管员将送货凭证返回采购部。

f.采购部在计算机上核实《药品验收(收货单)》的数据,填写价格,打印《药品采购入库单》,签字后连同送货凭证送交财务部。

④库管员把验收不合格的药品转移到不合格品区。

a.对验收并经质量管理部确认为不合格的药品,库管员按照《药品拒收通知单》上质量管理部的意见存放药品并签字确认对药品的临时保管责任。

b.拒收不合格药品,按照《退货药品管理的制度与程序》办理。

任务 2.4　药品的在库养护

2.4.1　药品的合理储存

药品在储存期间的稳定性,除了与生产工艺、包装方式及药品本身的理化性质相关外,还与其储存条件和保管方法有密切的关系。如果储存保管不当,同样会使药品变质、失效,贻误病情,甚至危害生命。有的还可能引起药品爆炸或燃烧,造成人身伤亡和人民财产的损失。因此,为保证人民生命财产的安全,确保药品质量,必须加强药品的储存保管工作。要做好药品的储存保管工作,首先必须了解各种药品的理化性质、剂型和包装的特点,同时还要熟知外界因素对药品产生的影响,然后提供正确的储存条件和采取科学的养护方法。只有这样才能有效地保证药品质量。

1)药品储存的基本要求

①一般药品都应按照《中国药典》"贮藏"项下规定的条件进行储存与保管,亦可根据药品的性质、包装、出入库规律及仓库的具体条件等因地制宜进行。总的原则:保证药品质量良好、数量准确、储存安全。

②应按药品的性质、剂型结合仓库的实际情况,采取"分区分类,货位编号"的方法科学管理。

③药品的堆码存放应符合药品保管的要求,同时还应注意:外用药和内服药应分别存放;

性质相抵触的药品(如强氧化剂和还原剂、酸类和碱类等)和灭火方法不同的药品应分开存放;杀虫、灭鼠药应与内服药和外用药远离存放;名称相近,容易彼此混淆的药品(如甘汞和升汞等)应分别存放。

④实行药品保管责任制度,建立药品保管账和药品卡,正确记载药品的进、出、存动态,经常检查,定期盘点,保证账、卡、货相符。

⑤药品储存施行效期管理,施行效期药品的月报制度和近效期药品能销制度,将过期药品移入不合格药品库。

⑥库房应经常保持清洁卫生,并采取有效措施防止生霉、虫蛀、鼠咬。

⑦加强防护安全措施,确保仓库、药品和人身安全。

2)药品的特殊保管方法

(1)性质不稳定药品的保管方法

①遇光易变质的药品应置于避光容器中,在干燥凉暗处存放,防止日光照射。

②受热易变质的药品、易挥发的药品和易风化的药品应置凉爽处密封保存。但易风化的药品储存温度不宜过高或过于干燥,以免失去结晶水,影响药品计量的准确。

③怕冻药品一般在 0 ℃以上的仓库保存,以防药品冻结、变质或冻裂容器。

④易吸潮引湿的药品和易霉变虫蛀的药品在干燥阴凉处保存,梅雨季节要加强防潮措施。

⑤易串味的药品应储存于按阴凉库标准设置的易串味药品库中,不能与一般药品特别是有吸附性的药品共存。

⑥易氧化和易吸收二氧化碳的药品应注意密封保存。

(2)有效期药品的保管方法

药品的"有效期"是指药品从生产之日起,在规定的储存条件下,能够保证药品质量不发生变化的期限。

有效期药品的储存,特别要控制好温度和湿度,严格按照规定的储存条件进行保管,以防止或延缓药品变质。要按药品的有效期远近专垛堆放。要建立有效期药品月报制度和设置专用卡片(表 2-7 至表 2-9)。应严格掌握"先产先出、近效期先出,近效期先用"的原则,调拨有效期的药品要加速运转,以免过期失效。根据《中华人民共和国药品管理法》第四十九条的规定,过期药品作为劣药不得再用。劣药等不合格药品的确认、报告、报损、销毁应有完善的手续和记录。

表 2-7　近效期药品示意卡片

品名	
规格	
数量	
效期	
批号	
货位	

表 2-8　近效期药品示意表

有效期至：_____年　　　　　　　仓库号：_____　　　　　　　　　　第___页

品名	1月	2月	3月	4月	5月	6月	7月	8月	9月	10月	11月	12月
说明：						1.在有效期截止的月份栏内打"√"。 2.近效期药品均要填入该表。 3.有效期尚有一年时，每月开始填报催销报表。					

表 2-9　近效期药品催销报表

仓库号：_____　　　　　　　　　　　　　　　　　　_____年_____月_____日

品名	规格	单位	数量	件数	批号	有效期	仓库	货位号	生产企业
说明	本表填写一式4份，分别交业务、质管、主管领导各一份，仓库留存一份。								

保管员：_____　　　　　　　　　　　　　　　　　　仓库负责人：_____

（3）退货药品的保管方法

对于销后退货的药品，仓储部门的保管人员依据经营部门开具的退货凭证收货，并将退回的一般药品存入专门的退货库（区）内。退货的危险品及有存储温度要求的药品按有关规定存入相应的库区内，并悬挂明显的标志牌。退货的药品由专人保管，并做好退货记录。

销后退货的药品经验收合格的，由保管人员记录后方可存入合格药品库（区）内；不合格的药品由保管人员记录后放入不合格药品库（区）内。

退货记录和凭证包括退货通知单（表 2-10）、销后退回药品台账（表 2-11）、退货来函等。退货记录应保存 3 年。

表 2-10　退货通知单

编号：_____

要求退货单位		退货来函日期		退货来函号			
退货提出方式		原购货日期		原发票号			
复函号		生产企业		生产批号			
品名		单位		数量			
有效期		规格		金额			
退货原因							
业务部门意见			负责人签章：		年	月	日
质管部门意见			负责人签章：		年	月	日
主管领导意见			负责人签章：		年	月	日
			经手人（签章）：			公章	
			填报日期：		年	月	日
说明	本表一式两联：（1）填报部门留根；（2）要求退货单位。						

表 2-11　销后退回药品台账

仓库号：＿＿＿＿＿＿

序号	日期	退货单位	药品名称	生产企业	规格	单位	数量	批号	有效期	退货原因	验收结果	处理结果	经办人	保管员

2.4.2　药品的在库检查

药品在库储存养护期间，由于受到外界环境因素的影响，随时可能出现各种质量变化现象。因此，除需采取适当的保管、养护措施外，还必须经常和定期进行在库检查。药品的在库检查，指对仓库药品的查看和检验。通过检查，及时了解药品的质量变化，掌握药品质量变化的规律，以便采取相应的防护措施。

1) 检查的时间和方法

药品在库检查的时间和方法，应根据药品的性质及其变化规律，结合季节气候，储存环境和储存时间等因素制订。

视频 2.1
药品的在库
检查和管理

（1）日常检查

一般由仓库保管员结合出库药品操作逐日进行检查。

（2）定期检查

定期检查即按月、季、半年、年终或结合盘点等进行检查。

对有效期药品、重点养护的品种、麻醉药品、精神药品、医疗用毒性药品、放射性药品等特殊管理的药品，要重点进行检查。此类药品至少应每月检查一次。

按季度检查时，可采用"三三四"检查法。即每个季度的第一个月检查 30%，第二个月检查 30%，第三个月检查 40%，使库存药品每个季度能全面检查一次。

定期检查时，一般上、下半年对库存药品逐垛进行一次全面检查，特别对受热易变质、吸潮易引湿，遇冷易冻结的药品加强检查。如高温季节应加强检查受热易变质、易挥发、易熔化的药品；雨季、霉季应加强检查易吸潮易引湿的药品；寒冬季节应加强对遇冷易冻结药品的检查。

（3）突击检查

突击检查一般是在汛期、雨季、高温、严寒或者发现有药品质量初始变质的时候，临时组织力量进行全面或局部的检查。

2) 检查的内容与要求

药品检查的内容包括仓库内的温湿度（表 2-12）；药品储存条件及药品是否按库、区、排、号分类存放；货垛堆码、垛底衬垫、通道、墙距、垛距等是否符合规定要求；药品有无倒置现象，外观性状是否正常，包装有无损坏以及药品的储运动态等。在检查中，要加强对质量不够稳定、出厂较久的药品，以及包装容易损坏和规定有效期的药品的查看和检验。

表 2-12　库房温湿度记录表

仓库号及类型：　　　　　　适宜温度范围：　　　℃　　　　　　　适宜相对湿度范围：35%～75%

年 月 日期	上午							下午						
	记录时间	气候	温度/℃	湿度/%	超标采取的措施	采取措施后		记录时间	气候	温度/℃	湿度/%	超标采取的措施	采取措施后	
						温度	湿度						温度	湿度
1														
2—29														
30														
31														
说明	1.每日记录时间为上午9:30—10:30,下午3:30—4:30; 2.每日具体记录时间填写记录时间栏内; 3.气候栏内填入晴、阴、雨、雪、大风; 4.此表从一开始,记录人就应该签名,如多人轮换记录应在表中设计记录人栏,每日由实际记录人签名。													

记录人：＿＿＿＿＿＿＿

　　药品的在库检查,要求做到经常检查与定期检查、员工检查与专职检查、重点检查与全面检查相结合进行。每次检查要做好详细记录,要求查一个品种、规格记录一次。依次详细记录检查日期、药品存放货位、品名、规格、厂牌、批号、单位、数量、质量情况和处理意见,做到边检查、边整改,发现问题及时处理。检查完后,还要对检查情况进行综合整理,写出质量小结,作为分析质量变化的依据和资料。同时,还要结合检查工作,不断总结经验,提高在库药品的保管养护工作水平。

　　药品养护组应对库存药品定期进行循环质量检查,一般品种每季检查一次。效期药品、易变品种应酌情增加检查次数,并认真填写库存药品养护检查记录(表 2-13)。在质量检查中,对下列情况应有计划地抽样送检:易变质的药品、已经发现不合格品种的相邻批号、储存 2 年以上的药品、接近失效期(使用期)的药品等。

表 2-13　药品养护检查记录

序号	检查日期	品名	规格型号	数量	生产企业	生产批号	有效期	存放地点	外观及包装质量情况	处理意见	备注

　　药品养护组发现药品质量问题时,应挂黄牌暂停发货。同时填写药品质量复检通知单

（表2-14），并向质管部门通报。

表2-14　药品质量复检通知单

品名		规格		生产企业	
生产批号		数量		存放地点	
失效期（使用期）					
质量问题： 养护员：　　年　　月　　日					
复检结果： 质管部门：　　年　　月　　日					

质管部门一般在2个工作日内复检完毕，对不合格的药品应填写停售通知单（表2-15），并向仓储、业务等部门通报。

表2-15　药品停售通知单

品名	规格	生产企业	单位	数量	生产批号
检验情况			处理意见		
养护检测通知单号			通知日期		
有关单据日期号码			存放地点		

部门负责人：　　　　　　　　经手人：

任务 2.5　药品的出库与运输

2.5.1　药品的出库

药品出库是药品结束储存过程，进入流通领域的重要环节，也是防止不合格药品进入市场的重要关卡。因此，加强药品的出库管理，对于加速药品流转，满足社会用药需求，保证人们用药安全，降低药品储存费用等具有重要作用。

1）药品的出库原则

药品出库应贯彻"先进先出""先产先出""易变先出""近期先出"和按批号发货的原则。

（1）先进先出

"先进先出"是指同一药品的进货，按进库的先后顺序出库。药品经营企业进货频繁，渠道较多，同一品种不同厂牌的进货较为普遍，加之库存量大，堆垛分散，如不掌握"先进先出"，有可能将后进库的药品发出，而先进库的药品未发，时间一长，库存较久的药品就易变质。因此，只有坚持"先进先出"，才能使不同厂牌的相同品种都能做到"先产先出"，经常保持库存药品的轮换。

（2）先产先出

"先产先出"是指库存同一药品，对先生产的批号先出库。一般来说，药品储存的时间越长，变化越大，超过一定期限就会引起变质，以致造成损失。药品出库坚持"先产先出"的原则，有利于库存药品不断更新，确保药品的质量。

（3）易变先出

"易变先出"是指库存的同一药品，对不宜久贮、易于变质的应尽快先出库。有的药品虽后入库，但由于受到阳光、气温、湿气、空气等外界因素的影响，比先入库的药品易变质。在这种情况下，药品出库时就不能机械地采用"先产先出"，而应该根据药品的质量情况，将易霉、易坏、不宜久贮的尽快先出库。

（4）近期先出

"近期先出"即"近失效期"先出，指库存有"效期"的同一药品，对接近失效期的尽先出库。对仓库来讲，所谓"近失效期"，还应包括给这些药品留有调运、供应和使用的时间，使其在失效之前进入市场并投入使用。某些药品虽然离失效期尚远，但因遇到意外事故不宜久贮时，则应采取"易变先出"办法尽先调出，以免受到损失。

（5）按批号发货

按批号发货以保证药品有可追踪性，便于药品的日后质量追踪。

2）药品出库（发货）业务基本程序

药品出库又称为发货，这是药品仓库业务的最终环节。其基本程序为：查对—配货—复核—出库—记账。

（1）查对

药品出库，首先要进行"三查六对"。"三查"，即查核发票购货单位、发票印鉴、开票日期是否符合要求；"六对"，即将发票与实物进行对货号、对品名、对规格、对单位、对数量、对包装是否相符，同时检查包装并做好记录。发货必须以正式的出库凭证（包括调拨供应单、提货单和出库单）为依据。管理人员要核对凭证，检查印鉴是否齐全，品名、规格、数量等填写的字迹是否清楚，有无差错、涂改，提货日期有没有超过等。经核对无误后交保管员配货。出货凭证如有问题，必须经原开证单位更正并加盖印章，手续不符的应拒绝发货。

（2）配货

保管人员接到出库凭证后，按其所列项目审查无误，先核销实物卡片上的存量，然后根据

"先进先出"等原则,并按出库凭证配货。对计重量的药品要逐件过磅称准;对零星药品可并件并箱;贵重品种或特殊管理药品,要双人配货封箱(件)。配货要做到数量准确,质量完好,包装完整,堆放有序。如果发现有以下问题应停止配货、发货或配送,并报企业质管部处理。

①药品包装内有异常响动和液体渗漏。

②外包装出现破损、封口不牢、衬垫不实、封条严重损坏等现象。

③包装标识模糊不清或脱落;药品已超出有效期等。

对药品外观质量和包装进行检查,发现有霉变、虫蛀、鼠咬、包装破损等严禁作为正常药品验发出售。已过期失效药品,不得再用,禁止配货,按规定程序处理。

(3)复核

保管人员将货配齐后,要反复清点核对,确保货单相符,保证数量及质量。既要复核货单是否相符,又要复核货位结存量来验证出库量是否正确,发出的零星药品在核对包装时要有两人以上在场。贵重药品、麻醉药品、一类精神药品、毒性药品和化学试剂中的爆炸品、剧毒品,应实行双人验发货制度,仓储部门有关负责人必要时要亲自进行复核,爆炸品、剧毒品、客户自备车辆时应检查是否有公安部门签发的准运证。

每复核完一个品种后复核人员应在药品出库单上签字,认真做好复核记录,复核记录(表2-16)应保存至超过药品有效期1年,不得少于3年。

表2-16 药品出库复核记录

仓库号:_____   _____年

发货日期	购货单位	品名	规格	批号	有效期	生产单位	数量	质量情况	发货人	复核人
说明	1.有效期栏内填写有效期至____年____月。 2.发出药品复核时,若无质量问题,在质量情况栏内填写"合格"字样。 3.特殊管理药品出库复核时,要双人复核,在复核人栏内两人均要签字。									

(4)出库

发出的药品经清点集中后应及时办理手续。自领药品由保管员根据凭证所列的品种,向领物人逐一点交。由仓库派送的药品,要向押运人员交代清楚物资和物资送到后应办的手续。由运输单位负责运送或托运的药品,仓库应向承运单位办理托运手续,并将托运药品的数量、质量、承运单位、启运时间和运输方式等通知收货单位,及时收回回执。在办理交接时,双方都应在凭证上签章,以明责任。点交完毕即给接货人员填发出门证。

(5)记账

药品出库后,保管员根据出库凭证所列内容在保管账上做发货记录,并及时在发货卡上注销。

2.5.2　药品的运输

药品运输是关系到药品质量的重要环节,药品的运输工作应根据"及时、准确、安全、经济"的原则,遵照国家有关商品运输的各项规定,合理地组织运输工具和力量,把药品安全及时地运达目的地。

1)药品运输的要求

药品运输的基本要求是认真执行国家有关药品流通的方针、政策,根据商品运输的原则,结合药品的特点。具体要求应做到以下几个方面。

(1)按照实际情况,合理组织运输

根据药品的特点,要从"以快为主,快中求好,快中求省"和全面提高经济效益出发,按照实际情况来选择运输路线、运输方式和运输工具,合理组织运输,确保药品运输顺畅进行,力求达到运输时间短、里程短、环节少、费用省的目的。

(2)加强部门联系,合理制订运输计划

药品经营企业的运输部门要经常与采购、销售和仓储部门以及其他交通运输单位联系,全面掌握药品货源流向、运输能力和运输路线的具体情况和动态,制订切实可行的药品运输计划,把药品的发运、中转和接收各个环节衔接好,确保运输计划的顺利实施。

(3)加强运输工作的安全管理和经济核算

药品经营企业要认真做好药品运输的安全管理工作,严格执行药品运输的各项规章制度,建立运输人员的岗位责任制,防止事故发生,提高药品的运输质量。同时还要与财务、审计部门紧密配合,制订"运输计划准确性""药品商品待运期""整零及集装箱比重""货损货差""合理运输节约金额"等经济指标,建立严格的运输费用审批制度,杜绝一切不合理的开支,节约运输费,降低药品运输成本,提高企业经济效益。

(4)做好运输人员的业务培训

为使从事药品运输工作的人员能适应本职工作的需要,药品经营企业必须采取多种形式,加强业务培训,力求达到"五熟一能",即熟悉国家对运输工作的方针政策和货运规章;熟悉药品产销情况和流转环节;熟悉来货和收货地区的水陆交通运输路线和里程;熟悉企业内部工作程序和规章制度;熟悉本地区和本企业的运输能力,各种运输工具的类型、吨位、容积情况;能够正确处理运输业务中的各种问题。

2)药品运输工作的内容

建立健全科学的药品运输程序,是药品在运输过程中保证质量的重要环节。程序的核心内容是针对运输药品的包装条件及道路状况,采取相应的措施,防止药品的破损和混淆。

(1)正确选择运输方式

运输方式是指药品运输中所采取的方法和形式。正确地选择运输方式,合理减少中间运转环节,是合理组织药品运输的重要途径。目前,药品经营企业所采用的合理运输方式主要是直达直线运输和"四就直拨"运输。

①直达直线运输。直达运输是指运输环节而言,即把药品从产地或起运地直接运到销地或主要用户。直线运输是对运输路线而言,即选择最短的路线,使药品运输直线化。减少运输环节和选择运输路线往往结合进行。因此,将这两种发运形式统称为直达直线运输。

直达直线运输的优点:能缩短药品流通时间,使药品迅速同消费者见面;可以减少药品在中间环节的停留,降低运输损耗,节约运力和劳力。要发挥直达直线运输的作用,在工作进行中,必须密切产、供、运、销各部门的协作,搞好调拨计划指标的衔接;编好运输计划,准确无误地做好药品发运工作;加强企业内部计划、业务、财会、储运各职能部门之间的密切配合。

②"四就直拨"运输。"四就直拨"是采取就工厂直拨、就车站码头直拨、就仓库直拨、就船过载直拨等,直接将药品分拨到当地要货单位或运往外地。采用"四就直拨"运输,可以减少中间环节,加速药品流转。

(2)合理使用运输工具

运输工具是实现药品在地区之间转移的物质条件。合理地使用运输工具,是合理组织药品运输的又一个重要途径。

①正确选择运输工具。我国有火车、汽车、轮船、飞机等现代化的运输工具,也有木帆船、竹皮筏、畜力车、人力车等民间运输工具。不同的运输工具,具有不同的特点和作用。

 知识拓展

运输工具的对比介绍

火车具有运输量大、运输连续性强、运输管理高度集中、运期比较准确、运行速度快、运费低、较安全等特点,不受季节、气候条件的影响,适宜于大宗药品的远程运输。

汽车具有灵活机动、迅速、装卸方便、活动范围大的特点,可以在城乡广大地区进行运输,但运费相对较高,运量较小,一般适宜于药品的短途运输。

轮船具有运量较大、运费较低的特点,适宜于大宗药品的远程运输。

飞机具有运行速度快的特点,但运量有限,运费较高,适宜于贵重药品或急救药品的运输。

木帆船、竹皮筏、畜力车、人力车等运输工具,具有数量多、分布面广、运用方便等特点,适合运输零星药品和农村收购、调运药品等短途运输。

---

②提高运输工具的使用效率。在确保药品和运输工具安全的前提下,要尽可能利用运输工具的载重吨位和容积,努力提高运输工具的使用效率。其主要措施有:

a.提高运输工具技术装载量。提高运输工具技术装载可从两个方面着手:一是改进装载技术,如采取轻重配装、解体装载、多层装载、改进装车堆码技术等;二是改进药品包装,如体质松软、泡的药材,可使用机器压缩其体积。

b.提高整车比重。在运输中应尽可能把零散药品凑成整车发运,以提高车辆利用率。

c.加速车船运转。在运输装卸工作中要快装快卸,尽量缩短车船停留的时间。

d.开展捎脚运输。在运输中应利用未装足的车船或回装的车船,沿途捎带货物。

e.组织双程运输或回程运输。在运输中应尽量避免车船回空,提高车船的使用效能。

为了提高运输设备利用率,现在已广泛开展集装箱运输。集装箱运输是一种现代化装运技术的运输,它具有安全、迅速、节约和提高车船装载量等优点。

（3）药品发运和装卸的注意事项

①药品发运前必须检查药品的名称、规格、单位、数量是否与随货同行发票相符,有无液体药品与固体药品合并装箱的情况,包装是否牢固和有无破漏,衬垫是否妥实,包装大小质量等是否符合运输部门的规定。由生产企业直调药品时,须经本单位质量验收合格后方可发运,药品未经质量验收,不得发运。

②发运药品应单货同行,对不能随货同行的单据,应附在银行托收单据内或于承运日邮寄给收货单位。

③填制运输单据,应做到字迹清楚,项目齐全,严禁在单据上乱签乱画。发运药品应按每个到站（港）和每个收货单位分别填写运输交接单,也可用发货票的随货同行联代替。拼装整车必须分别给各收货单位填写运输交接单,在药品包装上应加明显区别标志。

④药品在装车前应按发运单核对发送标志和药品标志有无错漏,件数有无差错,运输标志选用是否正确,然后办好运输交接手续,做出详细记录,并向运输部门有关人员讲清该批药品的搬运装卸的注意事项。

⑤搬运、装卸药品应轻拿轻放,严格按照外包装图示标志要求堆放和采取保护措施。通常情况下,玻璃容器包装的药品,易碎,怕撞击和重压,故搬运装卸时必须是轻放,防止重摔,液体药品不得倒置。如发现药品包装破损、污染或影响运输安全时,不得发运。

⑥各种药品在途中运输和堆放时,必须防止日晒雨淋。

⑦定期检查发运情况和待运药品情况,防止漏运。漏托、错托,保持单据完备。对有效期和规定发运期限的药品,单据上要有明显的标志。

（4）特殊要求的药品运输

除了一般药品运输的工作内容外,对运输工作有特殊要求的药品,如有温度要求的药品、危险品等的运输,应给予妥善运输。

①有温度要求的药品的运输。对有温度要求的药品的运输,应根据季节的温度变化和运程在运输途中采取必要的保温或冷藏措施。见表2-17。

表2-17 有温度要求药品运输的注意事项

药品类型	运输注意事项
怕冻药品的运输	怕冻药品是指在低温下容易冻结,冻结后易变质或冻裂容器的药品,在冬季运往寒冷地区时应注意做好下列各项有关工作: a.拟订防寒发运期。由于我国地域广阔,各地气候差异很大,寒季时段和起止日期亦不一致。所以应根据实际情况,拟订有关省、市的防寒发运期,以保证防冻药品的安全运输,减少运输防冻措施的费用 b.在防寒发运期前,怕冻药品应按先北方后南方、先高寒地区后低寒地区的原则提前安排调运 c.在防寒发运期间怕冻药品的发运,如不加防寒包装水运只发直达港;铁路以保温车为主。保温车发运时,应有押运员押送,要有安全措施 d.在防寒发运期间,怕冻药品的发货单及有关的运输单据上应注明"怕冻药品"字样

续表

药品类型	运输注意事项
怕热药品的运输	怕热药品是指受热易变的药品。由于怕热药品对热不稳定,有的还要求冷藏,因此在夏季炎热期间的运输,要充分考虑温度对药品的影响,注意做好下列各项有关工作: a.根据各地区夏季气温的情况,按照怕热药品对温度的要求,分别拟订具体品种和怕热发运期限 b.在怕热药品发运期前,怕热药品应按先南方后北方、先高温地区后一般地区的原则尽可能提前安排调运 c.在怕热药品发运期间,对温度要求严格的药品(如要求储藏在15 ℃以下的品种)应暂停开单发运,如少量急救或特殊需要,可发快件或空运,或在运输途中采取冷藏措施 d.在怕热药品发运期间,怕热药品的发货单上应注明"怕热药品"字样,并注意妥善装车(船),及时发运,快装快卸,尽量缩短途中运输时间

②危险品的运输。危险品除按一般药品运输的要求办理外,还必须严格遵照交通管理部门《危险货物运输规则》的各项规定,必须有符合国家标准的危险货物包装标志。自运化学危险物品时,必须持有公安部门核发的准运证。危险药品发运前,应检查包装是否符合危险货物包装表的规定及品名表中的特殊要求,箱外有无危险货物包装标志,然后按规定办好托运、交付等工作。装车、装船时,应严格按照"危险货物配装表"规定的要求办理。

在装卸过程中,不能摔碰、拖拉、摩擦、翻滚,搬运时要轻拿轻放,严防包装破损。对碰撞、互相接触容易引起燃烧、爆炸或造成其他危险的化学危险物品,以及化学性质或防护、灭火方法互相抵触的化学危险物品不得混合装运和违反配装限制。遇热、遇潮容易燃烧、爆炸或产生有毒气体的化学危险物品,在装运时应当采取隔热防潮措施。汽车运输必须按当地公安部门指定的路线、时间行驶,保持一定车距,严禁超速、超车和抢行会车。

③特殊管理药品的运输。发运特殊管理的药品必须按照《麻醉药品和精神药品管理条例》《医疗用毒性药品管理办法》等规定办理,应尽量采用集装箱或快件方式,尽可能直达运输,减少中转环节。办理托运(包括邮寄)麻醉药品、精神药品应在货物运单上填写具体名称,发货人在记事栏内加盖"麻醉药品和精神药品专用章",缩短火车站、码头、现场存放时间。铁路运输不得使用敞车,水路运输不得配装仓面,公路运输应当覆盖严密,捆扎牢固。运输途中如有丢失,协助承运单位认真查找,并立即报当地公安机关和药品监督管理部门。

运输特殊药品时,必须凭药品监督管理部门签发的国内运输凭照办理运输手续,如有必要,企业应根据有关规定派足够的人员押运,并提示和监督运输,加强管理。

任务 2.6　药品的消防安全

2.6.1　消防安全措施

库房首先要严格控制各种火灾因素。

①药品仓库应设在周围建筑不相毗连的独立建筑内。

②药品仓库的建筑要求为1、2级耐火等级。若耐火等级低于3级时,不得存放易燃物品。

③储存要求:

a.不燃的药品或不含易燃、氧化剂等的药品不得与乙醇、丙酮、甲醇、乙醚、高锰酸钾等易燃药品混放,应分间或分隔储存。

b.苦味酸、大量的硝酸甘油片剂等药品,应一一单独存放。

c.高锰酸钾、重铬酸钾、过氧化氢等氧化剂不得与其他药品混放,前两者与过氧化氢也应分开存放。

d.中药材及中药饮片库应定期翻垛散热,以防自燃。

④药品仓库内一律严禁吸烟。

⑤药品仓库必须把安全工作列入议事日程。要建立健全安保、消防等安全制度。切实做好防火、防盗、防破坏等工作,确保药品器材和财产安全。

⑥药品仓库要制订安全工作的各项规章制度,制订作业的操作规程。经常开展安全思想教育和安全知识教育,使职工保持高度的警惕性和责任心。严格照章办事,杜绝违章作业。掌握各种安全知识和技能。

⑦药品仓库严格执行消防法规以及《仓库防火安全管理规则》《化学危险物品安全管理条例》。仓库的防火工作要实行分区管理、分级负责的制度。保管员为防火负责人,对本责任区的安全负全部责任。仓库的存货区要和办公室等严格分开,以保安全。

⑧药品仓库必须严格管理火种、火源、电源、水源。严禁携带火种、危险品进入存货区。仓库电气设备必须符合安全用电要求,老旧电线要及时更新,库房照明线和路灯线须分别设置。每次作业完后要将库房的电源切断。

⑨药品仓库必须根据建筑规模和储存药品类别的性质,配置消防设备,做到数量充足,合理摆布,专人管理,经常有效,严禁挪作他用。仓库消防通道要时常保持畅通。

为避免仓库发生火灾,必须对化学药品、毒品按特性分类保管,做到防光、防晒、防潮、防冻、防高温、防氧化,经常检查。对氧化剂、自燃品、遇水燃烧品、易燃液体、易燃固体等要严格管理,谨慎使用。要绝对避免因混放而诱发爆炸、燃烧等事故的发生。严禁室内明火,禁止在化学药品、毒性药品仓库内存放食品或吸烟。易燃、易爆、剧毒药品的存放应贴好标签,标明名称、浓度、存量、进货日期、有效期或配制日期。无标签药品,必须经鉴定合格后才能使用,否则以报废处理。有毒废物(液)的处理要符合环保要求,不得随意倾倒。

2.6.2 灭火方法

当药品仓库不慎发生火灾时,除按一般消防措施如切断电源、搬移可燃物品等外,还必须根据医药商品特性,采取相应的灭火方法。

1)隔离灭火法

隔离灭火法是将燃烧区附近的可燃、易燃和助燃物质,迅速移到安全地点。如关闭阀门,阻止气体、液体流入燃烧区;排出生产装置、设备、容器内的可燃气体或液体;设法阻拦流散的易燃、可燃液体或扩散的可燃气体;拆除与火源毗邻的易燃建筑物,形成防止火势蔓延的空间地带等方法。常用泡沫灭火剂可起到隔离灭火作用。

2)窒息灭火法

窒息灭火法是阻止空气流入燃烧区域,用不燃物质冲淡空气,使燃烧物质得不到足够的氧气而熄灭。通常用湿棉被、湿麻袋、石棉毯、黄沙等不燃物或难燃物覆盖在燃烧物质的表面上,以隔绝空气,使燃烧停止;采用水蒸气、惰性气体(如二氧化碳、氮气等)喷射到燃烧区内,降低空气中的含氧量;封闭正在燃烧的容器孔洞、缝隙,阻止空气流入等。常用的二氧化碳、泡沫灭火剂等都可起到窒息灭火作用。

3)冷却灭火法

冷却灭火法是将灭火剂直接喷射到燃烧物上,以增加其散热量,降低燃烧物的温度于燃点以下,使燃烧停止;或者将灭火剂喷洒在火源附近的物体上,使其不受火焰辐射热的威胁,避免形成新的火。最常用的冷却灭火剂是水。

4)抑制灭火法

抑制灭火法也称化学中断法,即用化学方法抑制火焰,中断燃烧的连锁反应,使燃烧反应终止。目前采用的气体灭火剂"1211"和干粉灭火剂等都可起到抑制灭火作用。

2.6.3 常用消防安全设备

1)消防栓

消防栓是安装于建筑物内消防供水管道上的阀门装置,与消防水枪、水带配套放置在消防栓箱内,供给灭火用水。水的灭火作用是冷却和窒息,但不适于油类及电器着火。

2)灭火器

根据仓储药品的性质及业务操作情况,仓库应配备各种类型的灭火器,并置于使用便利而明显的地方。

(1)二氧化碳灭火器

二氧化碳灭火器适用于贵重药品、易燃药品、精密仪器、油类、电气设备等火灾;但不能用于扑灭金属钾、钠、镁、铝等物质火灾。在使用时,不能直接用手抓住外壁或金属连线管,防止手被冻伤。

(2)泡沫灭火器

泡沫灭火器适用于扑救油类、易燃液体的火灾;因含水故不能扑救忌水物质和带电物质的火灾。使用手提式泡沫灭火器灭火时,应始终保持倒置状态,否则会中断喷射。

(3)四氯化碳灭火器

四氯化碳灭火器适用于扑灭电气设备和贵重仪器设备的火灾;不能扑救金属钾、钠、镁、铝、乙炔、乙烷、二硫化碳等的火灾。四氯化碳毒性大,使用者要站在上风口,在室内灭火最好戴上防毒面具,灭火后要及时通风。

(4)干粉灭火器

干粉灭火器适用于扑救石油产品、有机溶液和电气设备等的火灾。

（5）1211灭火器

1211灭火器适用于扑救各种油类、可燃气体和电气设备等初起的火灾。

3)灭火沙箱

灭火沙箱的沙子一般采用细河沙，并配备必要的铁铲、水桶等消防工具置于沙箱旁。沙子适用于盖熄小量易燃液体及不能用水或液体灭火器来扑救的物质。

2.6.4　灭火器的选择

当药品仓库不慎发生火灾时，除按一般消防措施切断电源，搬移可燃物外，还必须根据药品的特性，采取相应的灭火方法。

1)火灾种类的划分

仓库火灾根据物质及其燃烧特性划分为以下几类：

①A类火灾，指含碳固体可燃烧物，如木材、棉、毛、麻、纸张等燃烧的火灾。

②B类火灾，指甲、乙、丙类液体，如汽油、煤油、柴油、甲醇、乙醚、丙醇等燃烧的火灾。

③C类火灾，指可燃气体，如煤气、天然气、甲烷、丙烷、乙炔、氢气等燃烧的火灾。

④D类火灾，指可燃金属，如钠、钾、镁、钛、锆、锂、镁铝合金等燃烧的火灾。

⑤带电火灾，指带电物体燃烧的火灾。

2)灭火器的选择

灭火器的选择应主要考虑以下因素：

①灭火器配置场所的火灾种类。应根据配置场所的性质以及其中可燃物的种类，判断可能发生的火灾种类，然后确定选择何种灭火器，见表2-18。

表2-18　灭火器适用性

灭火器 火灾类型	水型		干粉		泡沫型	卤代烷型		二氧化碳
	清水	酸碱	磷酸铵盐	碳酸氢钠	化学泡沫	1211	1301	
A类火灾 含碳固体可燃烧物，如木材、棉、毛、麻、纸张等燃烧的火灾	适用 水能冷却并穿透燃烧物而灭火，可有效防止复燃		适用 粉剂能附着在燃烧物的表面层，起到窒息火焰作用，隔绝空气，防止复燃	不适用 碳酸氢钠对固体可燃物无黏附作用，只能控火不能灭火	适用 具有冷却和覆盖燃烧物表面，与空气隔绝的作用	适用 经过试验证明，卤代烷具有扑灭A类火灾的能力		不适用 灭火器的二氧化碳少，无液滴，全是气体，对A类火灾基本无效

续表

灭火器 火灾类型	水型		干粉		泡沫型	卤代烷型		二氧化碳
	清水	酸碱	磷酸铵盐	碳酸氢钠	化学泡沫	1211	1301	
B类火灾	不适用		适用	适用	不适用	适用		适用
甲、乙、丙类液体,如汽油、煤油、柴油、甲醇、乙醚、丙酮等燃烧的火灾	水流冲击油面,会激溅油火,致使火势蔓延,灭火困难		干粉灭火剂能快速窒息火焰,还有中断燃烧过程的连锁反应的化学活性	干粉灭火剂能快速窒息火焰,还有中断燃烧过程的连锁反应的化学活性	覆盖燃烧物表面,与空气隔绝,可有效灭火。但由于极性溶剂破坏泡沫,故不适用	卤代烷灭火剂能快速窒息火焰,抵制燃烧连锁反应,而中断燃烧。灭火不污染,不损坏设备		二氧化碳窒息灭火,不留残渍,不损坏设备

②灭火的有效程度。注意不同类型的灭火器对灭同一种火灾时灭火效果的差异。

③对保护药品的污损程度。如果被保护物品不能被污损,则应选择灭火后无污损的灭火器,如二氧化碳灭火器、1211灭火器等。

④设置点的环境温度。要求灭火器设置点的环境温度必须在灭火器使用温度范围内,以确保灭火器的灭火性能和安全。

⑤使用灭火器人员的素质。考虑使用灭火器人员的性别、身体状况等方面的差异,合理确定灭火器的规格和类型。

任务 2.7 药品仓库经济指标与设备管理

药品仓库经济指标管理是仓储业务管理的核心。仓库为了适应经济核算的需要,制订了费用率指标、利润指标等一系列与业务和经营活动相对应的指标。

2.7.1 药品仓库经济指标管理

1)仓库成本核算

仓库成本的计算范围一般包括仓储持有成本、订货成本、缺货成本、在途库存持有成本等几个方面。

（1）仓储持有成本

为了保持适当的库存而发生的成本,它包括资金占用成本、仓储维护成本、仓储运作成本、物品损耗成本4个方面。

（2）订货成本

企业为了实现一次订货而进行的各种活动的费用,包括处理订单的差旅费、办公费、常设机构的基本开支等支出。

（3）缺货成本

由于库存供应中断而造成的损失。

（4）在途库存持有成本

入库在途商品和出库在途商品,在途商品应是库存商品的一部分。

2）仓储成本控制

仓储成本控制的目的——实现仓储成本合理化。

（1）仓储成本合理化

①仓储低成本。确保物流总成本最小,在不影响其他环节的前提下,仓储成本最小。

②仓储高效率。在进出库时间、装卸车时间、货物周转率、仓容利用率、破损率、差错率等指标上,做到"快进、快出、高利用、保管好"。

③仓储优服务。用较低的成本做到仓储服务项目多,服务质量优。

（2）仓储成本不合理的表现

①仓储时间过长。一方面是经过一定时间的储存,这些存货随时间增值;另一方面是经过一定时间的储存,存货变坏、变质等有形损失及存货的贬值、过期失效等无形损失也会随之增加。

②仓储数量不合理。仓储数量的大小要影响仓储功能实现的效果,仓储数量应有一个最佳的经济储量,仓储数量过高或过低都是不合理的仓储。

③仓储条件不足或过剩。仓储条件不足,仓储条件不能满足仓储货物要求,往往造成存储货物的损失。仓储条件过剩,主要是仓储条件大大超过了需求,从而使仓储货物过多地负担仓储成本,造成不合理的费用。

④仓储结构失衡。仓储结构失衡主要有3个方面:

a.仓储货物的品种、规格等失调。

b.仓储物品的各个品种仓储期限、数量失调。

c.仓储地点选择不合理。

（3）实行库存分类管理

库存分类管理的基本方法有:ABC分类法和CVA法。

①ABC分类法。ABC分类法又称帕累托分析法、主次因素分析法,是项目管理中常用的方法。由于它把被分析的对象分成ABC 3类,所以称为ABC分类法。A类存货品种数少、销售额大,对企业最为重要,需要进行严格管理和控制;C类存货品种数多、销售额少,对企业的重要性较低,因而被视为不重要的库存;B类存货品种数和销售额都处于中等,是企业一般重要的库存。对于这类库存的管理强度介于A和C之间,即对金额较高的B类存货按A类存货进行管理,对金额较低的B类存货按C类存货管理。

②CVA法。由于ABC分类法中的C类不受足够的重视,所以往往导致生产停工。为了对ABC分类法进行有益的补充,引入了CVA法,又称关键因素分析法。它将货物分为最高优先级、较高优先级、中等优先级、较低优先级4个等级。

a.最高优先级:生产经营中的关键性存货,不允许缺货。

b.较高优先级:生产经营中的基础性存货,但允许偶尔缺货。

c.中等优先级:生产经营中比较重要的存货,允许合理范围内的缺货。

d.较低优先级:生产经营中需要的,但可以替代的存货,允许缺货。

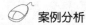 案例分析

库存为何不断增多?

许多公司的存货不断增多,表面上营业额屡创新高,但获利却不见增加。到了年终看到财务报表时,就知道原因了。因为"赚的钱都堆在了存货上"。从财务的角度来看,存货是资产,但是从另一个角度来看,存货也可能是负债。因为购入的药品在库房里积压过久,企业就必须以现金支付所发生的原料、人工和其他费用。若企业缺乏现金,就必须向银行或使用其他渠道借款来支付。因此过多存货可以视为负债。

分析:存货会增加的原因有很多,它是由许多功能部门经年累月造成的。常见的有以下原因:

①一次采购的批量太大,超出当时所需。

②需求的变动太大,包括预测不准、客户订单变动太大。

③供料商的交货期太长,必须提前准备。

④产品寿命周期短。

⑤仓储账不准,账物不符。

---

3) 仓储效益、效率与质量分析指标

对仓储的效益、效率与质量分析指标进行仓储效益、效率与质量分析,可以从库容利用、存货周转、成本效益、作业质量等几个方面进行分析。

(1)仓容利用指标

仓容:仓库容量的简称,是仓库的面积与高度或载质量所构成。

$$储位容积使用率 = \frac{平均库存总体积}{储位总容积}$$

$$储位面积使用率 = \frac{储位使用面积}{储位总面积}$$

$$单位面积保管量 = \frac{平均库存量}{可保管面积}$$

$$单位面积周转量 = \frac{入库量 + 出库量}{可保管面积}$$

(2)存货周转指标

$$仓库流量 = 入库量 + 出库量$$

$$仓库流量与存量比率 = \frac{仓库流量}{平均库存量}$$

$$存货周转次数 = \frac{计算期出货量}{计算期平均库存量}$$

$$存货周转天数 = \frac{计算期平均库存量}{计算期日均出货量}$$

反映存货周转速度的指标有存货周转次数和存货周转天数。存货周转次数用来说明计算期内存货周转的次数,周转次数越多,则存货周转速度越快。存货周转天数用来说明存货周转一次所需的天数,周转天数越来越多,则存货周转速度越慢。但存货周转率过高,也说明了仓储管理方面存在其他问题,如存货水平太低,甚至经常缺货,或者采购次数过于频繁,进货批量太小等。

（3）仓储成本效益指标

$$仓储成本率 = \frac{仓储成本}{物流总成本}$$

$$仓储费用率 = \frac{仓储费用额}{平均库存额}$$

（4）仓储作业质量指标

$$存货完好率 = \frac{商品完好量}{平均库存商品量}$$

$$存货损坏率 = \frac{商品损坏量}{平均库存商品量}$$

$$出入库差错率 = \frac{出入库误差额}{出入库总量}$$

4）药品的盘点与损耗

$$盘损率 = \frac{盘损金额}{期初库存 + 本期进货}$$

$$物品损耗率 = \frac{损耗量}{入库总量}$$

药品在储存的过程中因本身性质、自然条件的影响造成重量损失或质量下降,其中有可以避免的人为因素,也难免自然损耗。药品的盘点是为了能及时掌握库存的变化情况,避免发生短缺和长期积压,保证账、卡、物相符的重要手段。常用的盘点形式有:

（1）永续盘点

保管员对收发药品盘点一次,以便及时发现问题。

（2）循环盘点

根据药品性质特点分轻重缓急制订计划,然后按计划逐日盘点。

（3）定期盘点

在月末、季末、年中、年末按计划全面清查。

（4）重点盘点

根据季节变化或工作需要,为特定目的进行盘点。

商品的盘点一般都是盘损,即实际值小于账面值。但只要盘损在规定范围内即为正常。对盘点发现的问题要彻底查明原因,迅速采取措施进行防止和处理。

2.7.2 仓库设备管理

仓库除主体建筑外,一切进行仓储业务所使用的设备、工具、用品和仓库管理系统,统称为仓库设备。仓库合理配置各种软硬件设备,对提高劳动效率、减轻劳动强度、缩短药品进出库时间、改进药品堆码、维护药品质量、充分利用仓容和降低保管费用等,均有重要作用。

1)《药品经营质量管理规范》对仓库设备管理的要求

《药品经营质量管理规范》规定库房应当配备以下设施设备:

①药品与地面有效隔离的设备。

②避光、通风、防潮、防虫、防鼠等设备。

③有效调控温湿度及室内外空气交换的设备。

④自动监测、记录库房温湿度的设备。

⑤符合储存作业要求的照明设备。

⑥用于零货拣选、拼箱发货操作及复核的作业区域和设备。

⑦包装物料的存放场所。

⑧验收、发货、退货的专用场所。

⑨不合格药品专用存放场所。

⑩经营特殊管理药品符合国家规定的储存设施。

经营中药材、中药饮片,应当有专用的库房和养护工作场所,直接收购地产中药材的应当设置中药样品室。经营冷藏、冷冻药品的,应当配备以下设施设备:与其经营规模和品种相适应的冷库,经营疫苗的应当配备两个以上独立冷库;用于冷库温度自动监测、显示、记录、调控、报警的设备;冷库制冷设备的备用发电机组或者双回路供电系统;对有特殊低温要求的药品,应当配备符合其储存要求的设施设备;冷藏车及车载冷藏箱或者保温箱等设备。

2) 仓库设备的种类

仓库设备的种类繁多,按其主要用途和特征可以分为硬件和软件两大类。

(1) 硬件种类

①装卸搬运设备。仓库用来提升、堆码、搬运药品的机械设备。

②保管设备。一类是苫垫用品,货场上存放的药品,一般要上盖下垫;库房内的货垛需要垫垛,以通风隔潮。一类是存货用具,包括货架、货橱等。

③计量设备。一类是称量设备,各种磅秤、杆秤、天平、台秤、自动计数机等;一类是库内量具,包括直尺、卷尺、卡钳等。

④储存与养护设备。检测调节温湿度的设备,如空调、除湿机、温湿度检测仪等;通风照明保暖设备;防鼠、防虫、防鸟设备;特殊管理药品、贵重药品保管设备,如铁栅栏、保险柜等。

⑤劳动防护用品。工作服、安全帽、坎肩、围裙、胶鞋、绝缘手套、口罩、防毒面具等。

⑥其他用品及工具。扳手、螺丝改锥、电工刀、剪刀等。

(2) 软件种类

仓储软件包括内容有制度与记录两大类。一般而言,制度应包括:规则、职责、标准、程序4个方面,而记录和凭证是用来证实制度的执行情况。其中,规则一般是"能做什么"和"不能做什么"的规定,具有强制性。职责是指某项职位应完成某项任务的责任。标准是衡量事物的准则,是依据科学技术和实践经验确定的实际活动应达到的基本限度。程序规定了如何处理重复发生的例行问题的标准方法。

①质量管理制度。仓库质量管理的制度主要有药品保管、养护和出库复核的管理制度,有关记录和票据的管理制度,特殊药品和贵细药品管理制度,效期药品、不合格药品和退货药品的管理制度,质量事故、质量查询和质量投诉的管理制度等。

②质量程序文件。为落实各项质量管理制度,做好仓储保管工作,仓库还应有药品储存养护质量的操作程序,药品出库复核质量控制程序,药品销后退回的处理程序,不合格药品的确认和处理程序,分装中药饮片的程序,药品拆零和拼装发货的程序,药品配送的程序和药品购进、退出的程序等。

③管理记录、凭证、台账。仓库常用的质量记录有温湿度记录、养护设备使用记录、药品在库养护检查记录、药品出库复核记录;凭证包括近效期药品催调表、不合格药品申报表、药品养护档案表、退货通知单;台账包括不合格药品台账、退货退回药品台账、中药饮片分装记录等。

④计算机管理系统。企业应当采用计算机系统对库存药品的有效期进行自动跟踪和控制,采取近效期预警及超过有效期自动锁定等措施,防止过期药品销售。有关人员应当按照操作规程,通过授权及密码登录后方可进行数据的录入、修改、保存等操作或者复核;数据的更改应当经质量管理部门审核并在其监督下进行,更改过程应当留有记录以保证数据原始、真实、准确、安全和可追溯。企业计算机系统应当符合以下要求:

a.有支持系统正常运行的服务器和终端机。

b.有安全、稳定的网络环境,有固定接入互联网的方式和安全可靠的信息平台。

c.有实现部门之间、岗位之间信息传输和数据共享的局域网。

d.有药品经营业务票据生成、打印和管理功能。

e.有符合本规范要求及企业管理实际需要的应用软件和相关数据库。

计算机系统运行中涉及企业经营和管理的数据应当采用安全、可靠的方式储存并按日备份,备份数据应当存放在安全场所,记录类数据的保存应当符合相关要求。

3) 仓库设备的管理

仓库设备管理要求做到"有条不紊、使用方便、精心养护、检修及时、不丢不损、专人专管、职责分明、账物相符"等内容。仓库设备在使用时要注意合理地选择设备,遵守操作规程和相关规则制度;合理负荷按核定标准使用;持证上岗;做好日常维修保养,管理人员要随时了解设备的运转情况,及时做好对设备进行清洁、保养、润滑、调整、防腐检查等工作。

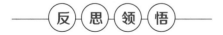
反 思 领 悟

● 知识点掌握情况:

● 人生规划的启发:

● 自我评价:

● 名言:读书百遍其义自见!

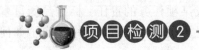项目检测 2

一、选择题

（一）单项选择题

1.药品验收记录应(　　)。

　　A.保存 1 年

　　B.保存 3 年

　　C.保存至超过药品有效期 1 年,但不得少于 3 年

　　D.保存至超过药品有效期 1 年,但不得少于 2 年

2.根据《药品经营质量管理规范实施细则》,药品批发企业的阴凉库温度不得高于(　　)。

　　A.10 ℃　　　　　　B.15 ℃　　　　　　C.20 ℃　　　　　　D.30 ℃

3.对销后退回药品的验收正确的是(　　)。

　　A.检查药品外包装

　　B.检查药品内包装

　　C.检查药品标签、说明书

　　D.按进货验收的规定验收,必要时抽样送检验部门检验

4.验收进口药品时,不符合要求的是(　　)。

　　A.包装和标签应以中文注明药品的名称、主要成分

　　B.包装所附的说明书为外文说明书

　　C.用中文注明"进口药品注册证书"

　　D.用中文注明"医药产品注册证号"

5.应实行双人验收入库制度的药品是(　　)。

　　A.注射剂　　　　B.外用药品　　　　C.内服药品　　　　D.麻醉药品

6.药品养护的基本原则是(　　)。

　　A.分区分类　　　B.正确堆垛　　　　C.以防为主　　　　D.安全消防

7.下列属于药品储存阶段的作业程序的是(　　)。

　　A.堆垛、分类　　　　　　　　　　B.配货、复核

　　C.发货、运输　　　　　　　　　　D.验收、入库

8.药品堆垛要求药品间距不少于(　　)。

　　A.10 cm　　　　　B.20 cm　　　　　C.30 cm　　　　　D.50 cm

9.关于出库药品拆零拼箱包装要求不正确的是(　　)。

　　A.液体药品同固体药品混装

　　B.箱外明显位置注明"拼装"字样

　　C.不能将易挥发、易污染和易破碎的药品与一般药品混装

　　D.药品配装须准确无误,不必附装箱单

10.药品出库复核时不包括(　　)。

　　A.品名、剂型　　　　　　　　　　B.规格、批号

　　C.合格证、说明书　　　　　　　　D.外观质量、数量

11.药品按批号发货的目的是(　　)。

  A.保持库存药品的轮换   B.有利于库存药品的更新

  C.便于日后质量追踪   D.防止药品的失效

12.药品储存的基本原则的是(　　)。

  A.按包装大小储存   B.按批号储存

  C.分类储存   D.按进货时间储存

13.在药品养护过程中发现药品质量异常时,应暂停发货并挂上(　　)。

  A.绿色标识 B.褐色标识   C.白色标识   D.黄色标识

14.验收药品的抽样原则中,最重要的是样品要有(　　)。

  A.稳定性   B.代表性   C.安全性   D.有效性

15.下列不是质变现象的是(　　)。

  A.霉变   B.虫蛀   C.泛油   D.断裂

16.除(　　)外均是中药贮存过程中的变异现象。

  A.风化   B.发霉   C.变味   D.变种

17.除(　　)外均是中药贮存过程中的环境因素。

  A.空气   B.垛高   C.温度   D.湿度

18.怕冻药品在冬季发运时应加防寒包装或用暖车发运,按(　　)原则提前安排调运。

  A.先北方后南方、先高寒地区后低寒地区

  B.先南方后北方、先高寒地区后低寒地区

  C.先北方后南方、先低寒地区后高寒地区

  D.先南方后北方、先低寒地区后高寒地区

19.泡沫灭火器适用于扑救(　　)的火灾。

  A.精密仪器 B.油制品、油脂   C.电气设备   D.醇、醚、酮

20.根据《药品经营质量管理规范实施细则》,药品批发企业的常温库温度不得高于(　　)。

  A.10 ℃   B.15 ℃   C.20 ℃   D.25 ℃

(二)多项选择题

1.药品在库检查的内容包括(　　)。

  A.药品的外观质量   B.库房温湿度   C.货垛间距

  D.养护设备的运行状况   E.库房防鼠状况

2.影响药品稳定性的因素是(　　)。

  A.日光   B.空气   C.温度   D.湿度   E.时间

3.下列品种宜重点养护的是(　　)。

  A.首营品种   B.质量形状不稳定的品种 C.销售量大的品种

  D.储存时间长的品种   E.近期内发生过质量问题的品种

4.下列药品包装的标签必须印有规定的标识和警示说明的是(　　)。

  A.麻醉药品   B.精神药品   C.医疗用毒性药品

  D.放射性药品   E.外用药品

5.医药商品经营企业药品出库发货的原则是(　　)。

  A.针剂先出   B.先产先出   C.量多先出

  D.近期先出   E.按批号发货

6.药品储存保管严格执行双人双锁管理制度的是(　　)。

　　A.放射性药品　　　　　　　B.二类精神药品　　　　　　C.麻醉药品

　　D.不合格药品　　　　　　　E.毒性药品

7.药品的堆垛存放应符合要求,需分开存放的有(　　)。

　　A.不同批号的药品　　　　　B.内服药与外用药　　　　　C.易串味药品

　　D.性质相抵触的药　　　　　E.名称易混淆的药

8.药品不得出库的情况是(　　)。

　　A.药品包装出现破损、污染、封口不牢、衬垫不实、封条损坏等问题

　　B.包装内有异常响动或者液体渗漏

　　C.标签脱落、字体模糊不清或者标识内容与实物不符

　　D.药物已超过有效期

　　E.其他异常情况的药品

9.A 类火灾可以用(　　)灭火。

　　A.水　　　　　　　　　　　B.二氧化碳　　　　　　　　C.1211

　　D.碳酸氢钠　　　　　　　　E.磷酸铵盐

二、简答题

1.药品性质变化有哪些种类?

2.影响药品稳定性的外界因素有哪些? 因湿度变化引起的变质现象有哪些?

3.如何提高在库药品的保管养护水平?

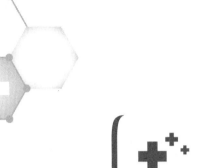

项目3
药品霉变与虫害的防治

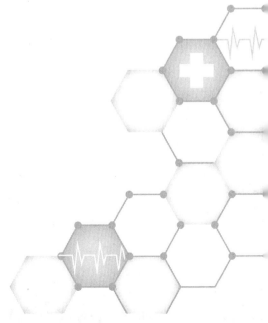

【学习目标】

1.了解霉菌的种类；

2.了解霉菌生长繁殖的条件；

3.了解霉菌对中药材、中药饮片的危害；

4.了解霉菌对中成药的危害；

5.了解霉菌对其他药品的危害；

6.了解药品仓库温湿度的控制；

7.了解药品霉变的原因；

8.熟悉预防药品霉变的措施；

9.熟悉温湿度对霉菌的影响；

10.熟悉仓库害虫的防治方法。

思维导图 3

▶▷ **导学情景**

2016 年 7 月,患者李某喉咙感觉有异物,不断咳嗽,到某医院看病,医生诊断为梅核气,确定用半夏厚朴汤治疗。李某晚上服药后 4 h 出现浑身无力,夜里高热至 39 ℃。经当地药品监督管理部门对剩余的中药检验确定,该半夏厚朴汤所用中药饮片已经发霉变质,李某服用后导致上述病症。

讨论:案例中霉变的药材有哪些危害? 请谈谈你的看法和建议。

音频 3.1
霉变药材的危害

任务 3.1　霉菌的种类与生长繁殖条件

药品生产、贮藏、运输、流通过程中,由于管理不当,在外界条件和自身因素的综合作用下,会出现发霉变异现象。药品霉变是药品生产、经营、使用等环节最常见的质量变异现象之一。随着《药品生产质量管理规范》和《药品经营质量管理规范》的实施和不断完善,药品霉变等变异现象得到了有效防止和控制。

霉菌是形成分枝菌丝的真菌的统称,即"发霉的真菌",不是分类学的名词。在分类上,属于真菌门的各个亚门。常见的有黑霉菌、白霉菌、绿霉菌、蓝霉菌、毛霉、真霉、根霉、黄曲霉、镰刀霉、念珠霉、葡萄状穗霉等。它们往往能形成分枝繁茂的菌丝体,但又不像食用蘑菇那样有大型的子实体。在阴暗潮湿的地方,很多药品上长出一些肉眼可见的绒毛状、絮状、蛛网状的菌落,就是霉菌。

课 堂 活 动

霉菌与真菌的关系是什么?

音频 3.2　霉变与真菌的关系

3.1.1　霉菌的种类

霉菌属于真菌,约有数万种。菌丝是构成霉菌营养体的基本单位。孢子萌发形成菌丝,呈管状。菌丝可伸长并产生分枝,许多分枝的菌丝相互交织在一起,形成菌丝体。真菌通常分为 3 类,即酵母菌、霉菌和蕈菌,它们归属于不同的亚门,真菌门可分为鞭毛菌亚门、接合菌亚门、子囊菌亚门、担子菌亚门和半知菌亚门。

1) 接合菌亚门

接合菌亚门其菌丝体繁茂,无隔,菌丝发达,多分枝,有的具假根。本亚门霉菌大多为腐生,少数寄生。对药品危害较大的主要为毛霉属和根霉属。

(1) 毛霉属

孢子囊柄多成单轴直立于菌丝体,在其顶端生孢子囊。菌落常呈絮状,初为白色或灰白色,继而为灰褐色或黄褐色。菌丝发达,为单细胞,无横隔,以孢子囊孢子繁殖,无假根和匍匐菌丝。毛霉属霉菌的淀粉酶可将淀粉分解转化为单糖类,对含蛋白质的药品有很强的分解能力。常见危害药品的毛霉种类有高大毛霉、总状毛霉等。

(2) 根霉属

菌丝恰如植物的根,有向培养基内伸长分枝的假根和横向匍匐而联结假根的蔓丝,蔓丝向外生长后形成一丛新的菌丝体,菌丝末端长出子囊柄,柄端是棕黑色的卵圆形孢子囊,如黑根霉。菌落呈絮状,初生时为白色,后为灰黑色,密生黑色小点。根霉属霉菌分解淀粉和脂肪的能力较强,对中成药及含淀粉、脂肪较多的药品有较大的危害。

2)子囊菌亚门

子囊菌亚门包含霉菌数量最多,约有 15 000 种,包括曲霉菌、酵母菌、青霉菌等。除酵母菌外,全为多细胞的有机体,有隔分枝或不分枝的丝状体,单核或多核。

子囊菌中,曲霉菌、青霉菌、酵母菌对人类生活和防治疾病是有益的,但是有的时候也能起到相反作用,引起药品变质。曲霉菌是危害药品的主要霉菌之一,它分布广泛,生长繁殖能力强,能够利用多种不同的基质作为养料,颜色有黄色、橙色、绿色等,菌丝有隔,多细胞;无性生殖发达,菌丝体产生大量分生孢子梗,顶端膨大成球状或孢囊,在孢囊的整个表面生出很多放射状排列的单层或双层小梗,顶端长出一串串球形的分生孢子。

(1)黄曲霉

黄曲霉分布广泛,菌丝生长繁殖迅速,初生菌丝为浅黄色,后为黄绿色,最后为棕褐色。黄曲霉能分泌淀粉酶、纤维素酶等多种酶,产生的有机酸和热量使药品变质。尤其是黄曲霉毒素对人及动物肝脏组织有破坏作用,严重时可导致肝癌甚至死亡。

(2)青霉菌

青霉菌为多细胞,菌丝体无色、淡色或具鲜明颜色。无性繁殖时,菌丝分生直立的多细胞分生孢子梗。梗的顶端不膨大,顶端有 2~3 个瓶状细胞,其上各生一串灰绿色分生孢子。分生孢子脱落后,在适宜的条件下萌发产生新个体。青霉菌与曲霉菌共生,多在中温条件下生长,水分要求高,孢子萌发相对湿度为 80%~90%。常见危害药品的青霉菌种类有灰绿青霉、黄绿青霉、牵连青霉和绳状青霉等。这些青霉种类对有机营养物质具有较强的霉腐能力,而且大部分种类在代谢过程中,能产生色素和严重的酶臭气味,有的还会产生毒素,对药品质量有极大影响。

(3)酵母菌

酵母菌是一种单细胞真菌。酵母菌细胞的形态通常有球形、卵圆形、腊肠形、椭圆形等。酵母菌无鞭毛,不能游动。酵母菌本身的含水量较高,一般为 75%~85%。水分在酵母菌细胞中作用很大,它参与原生质的胶体组成以及物质代谢过程中的生物化学反应。酵母菌可使含糖较多的中成药如蜜丸剂、内服膏剂、糖浆剂等药品发酵而变质。

(4)灰绿曲霉

灰绿曲霉最富破坏性。菌落灰绿色、鲜黄色或橙黄色,菌丝密集,绒毛状。灰绿曲霉嗜干性强。

3)半知菌亚门

半知菌亚门其营养体大多为发达的有隔菌丝体,菌丝体可以形成子座、菌核等结构。也可以形成分化程度不同的分子孢梗,梗上产生分生孢子。大多数半知菌是腐生,可以引起植物和动物的病害。其中对药品储存有影响的有灰绿曲霉、镰刀霉、刺黑乌梅、念珠霉等。

知识拓展

20世纪60年代,在英国发生的十万只火鸡突发性死亡事件,被确认与从巴西进口的花生粕有关,这些花生粕被一种来自真菌的有毒物质污染,最终人们发现了黄曲霉产生的有毒代谢物质——黄曲霉毒素。黄曲霉毒素是黄曲霉、特曲霉和寄生曲霉的代谢产物。

1993年黄曲霉毒素被划定为Ⅰ类致癌物。黄曲霉毒素的危害性在于对人及动物肝脏组织有破坏作用,可导致肝癌甚至死亡。黄曲霉毒素是药品质量标准中重点检查的有毒物质之一。

3.1.2　霉菌的生长繁殖条件

霉菌有着极强的繁殖能力,而且繁殖能力也是多种多样的。虽然霉菌菌丝体上任意一片段在适宜条件下都能发展成新个体。但是霉菌生长一样受着环境的影响,外界条件的改变既可以影响霉菌的生长速率,也可以抑制其生命活动。影响霉菌生长繁殖的条件有基质营养条件和自然条件。

1)营养条件

霉菌是异样生物,在生长繁殖过程中从外界环境获取营养物质,合成新的细胞物质,故营养物质是霉菌生命活动的物质基础。

霉菌生长繁殖所需的营养物质主要有碳源、氮源、水和维生素等物质。碳源是葡萄糖、果糖等单糖以及蔗糖、麦芽糖等多糖。霉菌也可以借助淀粉、糊精、维生素、有机酸盐类、多元醇、生物碱、氨基酸和蛋白质等营养物质维持生活;水是霉菌机体的重要组成成分,水能调节细胞的温度,而营养物质必须溶于水才能参加代谢反应;维生素是细胞代谢中酶的重要组成部分。药品中常包含有丰富的蛋白质、糖类、水分等,给霉菌的生长繁殖提供了一定的营养物质,在一定外界因素作用下易导致药品产生霉变。

2)环境条件

霉菌污染药品并生长、繁殖,除满足霉菌所需的营养物质外,还与外界环境条件有着密切的联系。影响霉菌生长的外界环境条件主要有温度、湿度、光线、空气等。

(1)温度

温度能够影响霉菌的生长、孢子的萌发和繁殖等活动,霉菌生活在适宜的温度范围内,当离开该温度,生长繁殖便受到抑制。一般霉菌生长最旺盛的温度范围称为该霉菌的最适宜生长温度。根据霉菌生长的最适温度的高低可分为3种类型:低温型、中温型、高温型霉菌。并且根据霉菌能够耐受的温度范围可分为4个基点温度:生长最低温度、最适温度、最高耐受温度和致死温度(表3-1)。

表 3-1　不同霉菌对温度适应情况

霉菌类型　　最适温度	最低耐受温度/℃	最适温度/℃	最高耐受温度/℃	致死温度/℃
低温型霉菌	0	5~10	20~30	40~50
中温型霉菌	5	25~37	45~50	60~70
高温型霉菌	30	50~60	70~80	90~120

引起药品霉变大多为中温型霉菌,高温和低温对霉菌的影响不同。低温可抑制霉菌酶的活性,减慢体内新陈代谢,使霉菌处于休眠状态。超过霉菌最高耐受温度,霉菌蛋白质凝固,短时间死亡。

(2)湿度

湿度是影响霉菌生长的重要条件。霉菌新陈代谢过程中进行的化学反应都是在水参与的情况下进行的。霉菌生长繁殖需要的湿度条件包括药品本身含有水量和空气的湿度。当空气湿度低时,霉菌水分通过膜蒸发或渗透作用渗出细胞,生物合成与代谢受阻,甚至产生原生质分离而死亡。

(3)光线

日光暴晒杀菌原理:一是日光照射温度升高导致微生物体内含水量下降,出现呆滞或死亡;二是日光中的紫外线可以使霉菌微生物细胞质的蛋白质变性,破坏其活动能力。

(4)空气

空气中氮气占78%,氧气占21%,其他气体占1%。根据霉菌对氧气的要求不同,可以分为好氧型微生物、厌氧型微生物和兼性厌氧型微生物3种。霉菌多属于好氧型微生物,没有氧气就不能进行繁殖,不能形成孢子。实验证明:密封环境内,人工将二氧化碳的浓度增加到20%,可以杀死霉菌达50%~70%;二氧化碳的浓度达到80%~90%,可以将霉菌全部杀死。

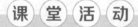
课 堂 活 动

　　影响药品贮藏安全的外界条件包括温度、湿度、光线、空气,各个因素都很重要。我们能不能从中找出1~2个因素,通过对其进行控制,便能既简便又经济地保证药品贮藏的安全?

任务 3.2　霉菌对药品的危害

霉菌和酵母菌广泛分布于自然界。土壤、空气及水中都有它们的菌体及孢子存在,因而在药品生产、贮藏等各个环节均可污染药品,引起药品变质,危害人体健康。有些霉菌毒素也是重要的致癌物质。

霉菌和酵母菌数是判定药品受到污染程度的标志之一,也是对药品原料、生产工艺、生产环境以及操作人员卫生状况进行卫生学评价的综合依据之一。

3.2.1 霉菌对中药材、中药饮片的危害

中药材、中药饮片发霉后,有效成分含量下降。中药材、中药饮片霉变,是霉菌通过分解和吸收药材成分而实现自身营养代谢及繁殖的过程。霉菌可分泌酶类酵素溶蚀药材内部组织,将蛋白质、多糖、脂肪等有机成分分解成氨基酸、葡萄糖、有机酸等。然后,霉菌将这些降解产物作为营养物质而吸收,从而降低了中药材中有效成分的含量,并生成许多与治疗无关或有毒的成分。常说"霉药不治病"就是这个道理。

中药材、中药饮片贮藏中,虫蛀和霉变往往相互作用,虫蛀导致中药材、中药饮片受到排泄物的污染,局部温湿度升高,给霉菌的滋生提供了极佳的生长环境,从而迅速生长蔓延。俗话说"蛀药不蛀性,霉药不治病"。在有些时候,霉药非但不治病,反而会危害人的生命。如黄曲霉菌成长缓慢,潜伏期长,厌氧,能够寄生人体内,释放毒素,激活人体癌细胞组织,尤其对免疫系统有抑制作用,导致癌变。

3.2.2 霉菌对中成药的危害

中成药一旦被微生物污染后,在一定条件下微生物就会生长繁殖,导致药剂变质、腐败,使疗效降低或丧失,甚至可能产生一些对人体有害的物质,应用后不仅不能达到预期的治疗疾病的目的,而且往往会引起机体感染、发热,甚至产生中毒等不良反应。

中成药的发霉除与本身性质和含水量有关外,温度、湿度也是引起霉变的重要因素,故在梅雨季节,不少中成药因为加工制作和包装不严,贮藏条件不适宜而造成霉变。

3.2.3 霉菌对其他药品的危害

对于直接注入肌体,用于创口表面、眼部和外科手术的灭菌产品,如注射剂、眼用制剂、止血剂、人血制品及血浆代用品等不应该含有微生物,至少不得含有活的微生物。对于一些口服的非灭菌产品,如合剂、糖浆剂、丸剂、颗粒剂、片剂等,虽然允许在一定范围内含有微生物,但不得有致病性微生物存在。如果微生物指标超标则不能作为药品使用。

任务 3.3　药品仓库温湿度的控制

3.3.1　温度的变化规律

视频 3.1
药品仓库温
湿度的控制

1）温度的基本知识

温度是表示空气冷热程度的物理量。空气温度、库房温度是在药品储存时常见的表示冷热程度的物理量。库温会随空气温度的改变而改变。

（1）空气温度

空气温度简称气温，是表示空气冷热程度的物理量。气温来源于太阳辐射的热能。太阳通过短波辐射把热能传递到地球表面，地面接收到入射的太阳辐射后，以长波辐射的形式把热能传给近地面的空气，加热近地面的空气，使地面温度升高。反之，地面温度就逐渐降低。如此地面空气就有了冷热之分。日常生活中，人们所说的气温指距离地面高度 1.5 m 处的空气温度。因为这个高度在人类生产活动的一般范围之内，而且在此高度的气温也基本脱离了地面温度振幅大、变化剧烈的影响。为了防止测温仪器受到太阳直接辐射和外界风沙、降水的影响，保证测得空气的真实温度，通常把仪器安置在特制的四面通风的百叶箱里。

（2）库房温度

库房温度指库房单位体积内空气的冷热程度。库房内温度的变化通常要比气温晚 1～2 h，同时温度变化幅度相应减小。这是因为受到库房建筑物（如墙壁、窗户、屋顶）的影响，影响的程度由库房建筑的结构、建筑物隔热的效果等因素决定。同时，储存商品也会影响库内温度。例如，商品所含水分的蒸发，要吸收空间热量，使空间温度有下降趋势；反之，储存商品若吸收水汽就要放出热量，使空间温度有上升趋势。

2）常用温度计及其使用

（1）温度计（表）

温度计的感应材料，通常为水银和酒精，因此常用温度计的种类有水银温度计和酒精温度计两种。它们都是根据热胀冷缩原理制成，用于测量空气温度的仪器。水银温度计测量的最低温度为 -36 ℃。酒精温度计可以测量低于 -36 ℃ 的温度值。

①正确读数：测量时，视线保持与温度计毛细管内液面相平，与液面在同一平面上的刻度即为所测温度；读数时，先读小数，后读整数，精确到小数点后一位数字。例如，零下 20.8 摄氏度，记录为 -20.8 ℃；零下 10.5 摄氏度，记录为 -10.5 ℃。我国使用的是摄氏温标，因此记录时也可省略"℃"。

②避免视差与外界影响：测量时，视线、温度计液面及刻线应在同一平面上；不要触碰温度计的感应球。用同一个温度计测量多个测定点的温度时，温度计每测量一个位置，都要将其放

置在新测定点 15~30 min 后再读数。

③温度计的订正、校正:在使用时,温度计要根据出厂检定证上的订正值进行订正。

$$正确值 = 观测值 + 订正值(\pm)$$

为避免温度计在使用时出现误差,应将其定期送至专门机构(如技术监督局)进行校正(通常要求每年至少校正一次)。

(2)最高温度计

最高温度计的感应材料为水银。日常使用的体温计,就是一种最高温度计。由于特殊的构造,当被测物达到最高温度时,水银柱示数不会因环境温度的降低而下降。

在最高温度计正中底座上,有一玻璃针,其上端嵌入内管,使水银升降时在此处形成一狭窄区段(或将这段毛细管做得相对狭窄)。当温度上升时,球部水银膨胀,迫使水银挤过狭窄管部上升。当温度下降时,水银收缩但不能产生足够的压力通过狭窄处回到球部,水银柱断开。如此,温度计就保持了过去一段时间内感应到的最高温度。

由此可知,最高温度计,是专门测量经过一定时间间隔的最高温度,一般设置在库区百叶箱内,测量库区每日的最高温度。

最高温度计因观测要求,需要每日进行调整。其操作方法如下:首先观察最高温度计的示数,然后手握最高温度计的中部,球部向下,向体外伸出约30°,进行甩动,由于离心力作用,狭窄区段以上的水银回落到球部,示数随之下降,直至与水银温度计当时的示数相同为止。

(3)最低温度计

最低温度计的感应材料为酒精,其毛细管内有一个能够移动的哑铃棒。当温度上升时,酒精可绕过哑铃棒向前移动,而哑铃棒却不动;当气温下降时,酒精柱收缩,哑铃棒被酒精表面张力所牵引,使酒精柱向球部收缩。这样,哑铃棒只能下降不能上升。所以,哑铃棒远离球部一端的示数,就是过去一段时间内的最低温度。

最低温度计通常设置在库区百叶箱内,测量库区每日的最低温度。每日观察后进行调整的操作方法如下:取最低温度计,读数,记录最低温度,然后将其球部托起,将温度计倒置,使哑铃棒滑到酒精柱顶端为止,放回原处。

(4)电子式温度计

电子式温度计是将温度传感器采样得到的温度参数转换成电信号,通过串口在 PC 的界面显示出来,就可以直接测量温度,得到温度的数字值并显示出来,既简单方便又直观准确。

3)温度的变化

(1)气温日变化

在正常情况下,最低气温一般出现在日出前后,最高气温一般出现在 13—14 时(冬季)或 14—15 时(夏季)。9 时气温上升最快,19 时气温下降最快(图3-1)。日温差,热带 10~12 ℃;温带 8~9 ℃;南北极 3~4 ℃。

(2)气温年温差

年最高气温内陆 7 月,沿海 8 月;年最低气温内陆 1 月,沿海 2 月(图3-2)。年温差,长江流域 20~30 ℃;华南地区 10~20 ℃;华北地区 30~40 ℃;东北地区 40 ℃以上。

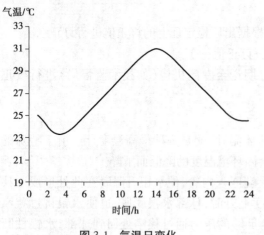

图 3-1 气温日变化　　　　　图 3-2 气温年变化

（3）库内温度变化

库内温度的变化主要受气温变化影响,但库区的温度变化比外界的变化慢。

①1 日中:库内温度主要随气温升降的改变而相应变化。库温最高与最低发生的时间通常比室外气温最高与最低发生的时间延迟 1~2 h,但室内温差变化较室外小。

②1 年中:室外气温上升季节,库温低于室外气温;室外气温下降季节,库温高于室外气温。

③库内温度变化的速度和幅度:库内温度变化的速度和幅度与库房结构和通风情况有关。仓库隔热结构好,相应的库内温度受室外气温影响小,则有利于控制气温。

④其他影响因素:库内温度还受到仓库建筑结构、建筑材料、外表面颜色等多种因素的影响。

一般仓库内最高温度比仓库外略低,最低温度比仓库外稍高;夜间仓库温度高于气温,而白天仓库温度低于气温。库内越近房顶的温度越高,越近地面的温度越低;向阳的一面温度偏高,背阳的一面温度偏低。靠近门窗处容易受库外温度影响,而库内深处温度较稳定。

知识拓展

药品贮藏条件中有关温度的要求,《中国药典》规定如下:

阴凉处　系指不超过 20 ℃。

凉暗处　系指避光并且不超过 20 ℃。

冷　处　系指 2~10 ℃。

常　温　系指 10~30 ℃。

除另有规定外,贮藏项下未规定贮藏温度的一般系指常温。

3.3.2 湿度的变化规律

1) 湿度的基本知识

空气中水蒸气含有量的大小,称为湿度。空气中水蒸气含量越大,相应的湿度也越大;反之,湿度就越小。目前,空气湿度的量值常采用两种表示方法。

(1) 饱和湿度(最大湿度)

饱和湿度系指在一定温度下,每立方米空气中所含水蒸气的最大量(单位为 g/m^3)。

(2) 相对湿度

相对湿度系指空气中实际含有的水蒸气量(绝对湿度)与同温度同体积的空气饱和水蒸气量(饱和湿度)之百分比。公式为

$$相对湿度 = \frac{绝对湿度}{饱和湿度} \times 100\%$$

相对湿度是衡量空气中水蒸气饱和程度的一种量值。相对湿度小表示干燥,水分容易蒸发;相对湿度大,表示潮湿,水分不容易蒸发;当相对湿度达 100% 时,空气中的水蒸气已达到饱和状态,水分不再继续蒸发;如果空气中的水蒸气超过饱和状态,就会凝结成水珠附着在物体的表面,这种现象称为"水松"或"结露",俗称"出汗"。

某温度下的饱和湿度随温度的升高而增大。温度升高,饱和水汽变为不饱和水汽;相反,只要把温度降低到一定程度,不饱和水汽可以变为饱和水汽。将空气中的不饱和水汽变成饱和水汽时的温度,称为"露点"。

相对湿度与药品质量关系密切。相对湿度过大,药品容易受潮,发生潮解、长霉,生虫或分解、变质等一系列的变化;但若相对湿度过小,药品又容易发生风化或干裂等情况。根据 2016 年版《药品经营质量管理规范》的要求,各种类型的药品库相对湿度应保持为 35%~75%,若在 35% 以下则过于干燥,反之若高达 75% 以上时则过于潮湿。经验表明,在相对湿度为 60% 的条件下,适宜储存药品。因此,在储存药品的仓库管理工作中,应不断检查、测量仓库内外空气的相对湿度,以便及时采取相应的调节措施。

课 堂 活 动

观察冰箱中冷藏的饮料瓶,放置在常温环境下,瓶的外壁会出现什么现象?

音频 3.3
瓶壁为何
有水珠

2) 常用的湿度计

(1) 干湿球湿度计

干湿球湿度计主要用于测量库内的温度及相对湿度,由示度刻度板、干球温度计、湿球温度计、水盂和转筒构成。示度刻度板上有温标标记℃(摄氏度)或℉(华氏度);干球温度计的示度是当时的气温;湿球温度计与水盂用约 10 cm 长的纱布连接,一端包住湿球,一端浸于水盂中;转筒上有相对湿度查算表。

转筒式干湿球湿度计测定相对湿度的操作方法如下：取干湿球湿度计，首先观察温标标记，读取干球温度计及湿球温度计的示数，如以℉标记。由于湿球表面水分蒸发失热，使周围空气温度降低。这样，干球、湿球温度计出现温度示度差值。例如，读取数据得到干球温度计华氏示度 80 ℉，湿球温度计华氏示度 70 ℉，干球、湿球温度计的温度示度差值为 10。转动转筒，对准查算表上数字 10，此时湿球温度计示度 70 与转筒上查标表 10 相交的数字，即是当时的相对湿度 55%。在水盂中有水的情况下，干球、湿度温度计示度相等时，相对湿度为 100%。

干湿球湿度计的悬挂位置：一间库房悬挂两个干湿球湿度计。一个悬挂在空气能够适当流通但不靠门窗、墙角的地方，且避免日光直接照射，高度宜在 1.5m 左右，以便管理人员站立平视观测；另一个则悬挂在温度和湿度最差的位置。当发现水银柱内有气泡或中断情况应立即调换。包裹湿球的纱布应始终保持洁白、柔软和湿润。

干湿球湿度计的测量时间：每日 9:00 及 15:00 各记录一次。

（2）毛发湿度计

毛发湿度计通常设置在库区百叶箱内，即使在冬季结冰时，也能够较方便地使用。毛发湿度计由脱脂人发、指针、刻度盘构成。其工作原理是脱脂毛发随相对湿度从 0～100% 的变化过程，其可伸长的程度达到自身长度的 2.5%（脱脂毛发与指针相连，由于指针的示数可直接读出相对湿度的百分数。其性能稳定，在 0 ℃ 以下也可以使用，但容易损坏，且精确度不高）。脱脂毛发随湿度变化不是线性关系，因此刻度盘上的刻度是由疏到密的。由于脱脂毛发的伸长变化，带动指针转动，可以直接从刻度盘上读出相对湿度数据。

毛发湿度计可以直接读数，操作简单，但精确度不高；一般在使用前，应与干湿表在同一条件下测定空气湿度，并进行校正，以便在冬季使用时亦能测得准确的湿度值。

（3）电子式湿度计

电子式湿度计是将湿度传感器采样得到的湿度参数转换成电信号，直接得到测量的湿度数字值，使用方便。但电子式湿度计与干湿球湿度计相比，电子式湿度计会产生老化、精确度下降等问题，长期稳定性和使用寿命不如干湿球湿度计。电子式湿度计需要定期重新进行标定。

课 堂 活 动

温度和湿度是否有一定联系？温度升高，湿度也升高么？想想为什么？

音频 3.4
温湿度的联系

3）湿度的变化

（1）室外日变化

①绝对湿度：通常情况下，温度低，蒸发强度小，绝对湿度小；反之温度高，则绝对湿度大。

②相对湿度：大气相对湿度与温度的昼夜变化情况相反。

（2）室外年变化

①绝对湿度：绝对湿度的年变化主要受温度的影响，与气温变化基本一致。夏季气温高，蒸发旺盛、迅速，绝对湿度大，一年中绝对湿度最高值出现在最热月份（每年的7—8月）。冬季气温低，蒸发减慢，绝对湿度小，最低值出现在最冷月份（每年的1—2月）。

②相对湿度：相对湿度的年变化比较复杂，通常是多雨的季节相对湿度大，晴朗的天气相对湿度小。但各地的地理条件、气温条件和雨季情况差异很大，难以概括出一个具有普遍性的规律。

（3）库内湿度变化

①库内相对湿度的变化与库外大气相对湿度的变化规律基本一致。但库内相对湿度的变化幅度比库外的小。

②库内相对湿度的变化一般和库内的温度变化相反。库内温度升高，则相对湿度减小；库内温度降低，则相对湿度增大。

③库内相对湿度的变化并不完全取决于大气湿度的变化，与仓库的通风情况及仓库结构有很大的关系。

库内向阳的一面气温偏高，相对湿度往往偏小；反之阴面相对湿度较大。库房上部气温较高，相对湿度较小；近地面部分的气温较低，则相对湿度较大。库房墙角、墙距、垛下由于空气不易流通，相对湿度比较大；而近门窗附近处的湿度易受到库外湿度的影响。冬季气温低，仓库内部温差小，因此仓库内上、下部的相对湿度相差不大。

3.3.3　温度变化对药品的影响

温度对药品质量具有很大的影响，温度过高或过低都能促使药品变质失效，尤其生物制品、脏器制剂、抗生素等对贮藏温度有更高的要求。因此，每一种药品都要求在一定的温度范围内进行储存保管，《中国药典》以及其他各国药典对此都做了专项规定。

此外，温度对药品质量的影响还与湿度密切相关。与受潮的药品或其溶液制剂相比，温度对干燥的固体药品影响较小。

总体来说，温度对药品质量的影响分为两种情况。

1）温度过高的影响

（1）药品变质

一般情况下，随着温度升高，化学反应速度加快。因此，温度的升高可以促进药品氧化、分解、水解、差向异构体等反应的进行，导致药品变质。例如，酚类药品受热后会促进其氧化还原反应的发生；抗生素类药品受热后会加速分解、效价下降致使失效；脂类药品受热后会加速其水解；麦角生物碱类药品受热后能加速其差向异构化；蛋白质类药品遇高温发生变性；硝酸甘油遇高热可立即分解甚至发生爆炸；软膏剂长期受热易酸败变质；糖浆剂温度过高易发酵变酸；动物脏器制剂遇潮热易霉败虫蛀；生物制品置于室温下易失效；过氧化氢溶液遇高温可加速分解甚至爆炸等。这些随温度升高发生的变化最终都会导致药品的变质失效。

（2）药品挥发

温度过高可以促进挥发性的低沸点药品加速逸散，致使其含量改变而影响疗效，如挥发油、樟脑、薄荷脑、乙醇、乙醚、氨水、盐酸、氯仿等。含结晶水的药品受热可加速风化；含芳香性成分的外用贴敷剂失去芳香性成分并失去黏性或胶黏在一起影响药效和使用。

（3）破坏剂型

温度过高容易导致糖衣片熔化粘连，胶囊剂、栓剂粘连变形，软膏剂熔化分层等，导致药品失去原有剂型的作用或难以使用。

2）温度过低的影响

一般药品均适宜储存于凉处，但温度过低会导致一些药品发生沉淀、冻结、凝固、聚合等反应而变质失效。低温时，容器容易破裂，造成微生物侵入药品而被污染。

（1）药品变质

生物制品应冷藏，但发生冻结后，药品将失去活性。例如，胰岛素注射液久冻后可发生变性；葡萄糖酸钙注射液等过饱和溶液久置冷处易析出结晶而不再溶解；甲醛溶液在9 ℃以下时能聚合生成多聚甲醛，溶液呈现浑浊或生成白色沉淀；乳剂、凝胶剂等冻结后可发生分层，解冻后往往不再恢复原状。

（2）容器破裂、药品污染

注射液及水溶液制剂在0 ℃以下的低温时会发生结冻，体积膨胀，致使玻璃容器破裂，特别是装液体制剂的大容量玻璃容器易发生破裂，导致药品被污染。此外，甘油、冰醋酸等在0 ℃或0 ℃以下久置亦能凝结成晶块，也会使玻璃容器破裂。

容器破裂或出现裂缝，均会影响药品的密封性能，受细菌污染的机会增大，尤其是无菌和灭菌制剂、易氧化的药品或含有营养成分的药品。故容器破裂后的药品，一般均不应再供药用。

3.3.4 湿度变化对药品的影响

湿度是空气中最易发生变化的指标，随着区域的不同或气候的变化而波动。通常我国南方的湿度比北方大；夏季的湿度比冬季大。

水分是化学反应的媒介，湿度增大能促进药品分解变质甚至产生毒性，所以湿度对药品质量有很大的影响。湿度过高能使药品吸湿而发生潮解、稀释、分解、发霉、变形等；湿度过低又可以促使药品风化。

（1）潮解

某些易溶于水的药品，能逐渐吸收潮湿空气中的水分，使其部分溶解呈现液状的现象，如氯化钙、水合氯醛、枸橼酸钠、硫代硫酸钠、氯化物、溴化物盐类、干酵母等都易吸湿潮解，影响药品使用时剂量的准确程度，甚至使药品无法使用。

（2）稀释

某些具有吸水性的液体药品，能吸收潮湿空气中的水分，使其原有的浓度发生改变，影响其使用剂量，如甘油、无水乙醇、浓硫酸、浓盐酸、乳酸、单糖浆等。

（3）分解

某些药品置于潮湿的空气中，吸收水分后容易发生分解变质。如碳酸氢钠吸湿后缓缓分解生成碳酸钠，并释放二氧化碳气体，使其碱性增强；阿司匹林吸湿后逐渐水解为醋酸和水杨酸，对胃黏膜的刺激性增大；抗生素类、强心苷类药品吸湿后加速分解，致使疗效降低；维生素B_1吸湿后，缓慢分解变色。

（4）发霉

某些药品受潮吸湿后易滋生霉菌，造成发霉变质。如中药饮片、葡萄糖、胃蛋白酶以及某些生物制剂等。

（5）变形

药品吸湿受潮后，可使一些制剂的剂型发生形态改变。如片剂受潮后可因崩解剂的膨胀而使片形增大、疏松碎裂，或产生黏结、变硬而不易崩解；糖衣片吸潮后可熔化粘连；胶囊剂受潮后可软化变形；甘油栓剂受潮后变为不透明，若吸水过多还会发生软化变形。

（6）风化

许多含有结晶水的药品在湿度过小的干燥空气中容易发生风化，如硫酸钠、硫酸锌、酒石酸锑钾、磷酸可待因、硫酸阿托品、盐酸奎宁、咖啡因等。药品风化后并不改变化学性质和疗效，但因失水后含量不定，可影响其使用剂量的准确性。

案例分析

分析：为什么青霉素钠、环磷酰胺易制成粉针剂？

音频3.5 青霉素钠
做成粉针剂的原因

3.3.5　温度的控制与调节

温度的变化会影响药品质量，与储存药品质量的稳定有很大关系。任何药品都有其适宜的储存温度条件。温度过高或过低都会加速药品质量发生变化。因此，控制和调节药品库的温度，是药品养护至关重要的一个环节。

1）降温措施

（1）空调降温

利用空调设备来调整库内温度，已是各大、中型药品库采用的主要降温措施。应注意按不同药品的贮藏要求调节适宜的温度。

（2）通风降温

当库内温度高于库外时，可开启门窗让其自然通风降温，但通风降温时要注意会同时引起湿度的改变。药品往往怕热也怕潮，故应在库外温度和相对湿度都低于库内时才可采用。也可选用通风设备进行机械通风,但不宜用于危险品仓库。在夏季,储存不易吸潮药品的库房可以采取夜间通风,直至日出气温回升后再停止通风。

(3)库房遮光降温

在库房外搭棚遮挡日光,或在库内沿顶搭棚,或在日光暴晒的墙外搭棚,以减少日光的辐射热,使库内温度降低。

(4)地下室

在炎热季节,地下室的温度较低,可以存放遇热易变质的药品。但地下室湿度较大,故只适于存放不易潮解的药品,如安瓿熔封的注射剂、封口好的水剂等,或者采取特别密封防潮保护措施的药品。

(5)冷库、冷藏车或冷藏箱

此类设备具有自动调控温度、显示温度、储存和读取温度检测数据的功能,可以自动调节,不需专人管理。若药品量少可置于冷藏箱内保存,但最好是不易潮解或密封好的药品,并应注意控制适宜的温度,以防冻结。

2)保温措施

温度过高可引起药品变质,同样温度过低也会对药品质量产生不良影响。如注射剂、水剂在零下 5 ℃时极易冻裂,乳剂可因冻结破坏乳化力,解冻后药液分层不能再供药用等。在我国长江以北地区,冬季气温低,有些地区可出现-40~-30 ℃甚至更低。这对一些怕冻药品的储存不利,必须采取保温措施,以提高库内温度,保证药品安全过冬。

(1)空调保温

药品库可采用冷暖型空调设备提高并保持库内温度。

(2)暖气库供暖

有条件的药品库可在库内靠墙处安装暖气装置,但应注意暖气管、暖气片离药品间隔一定距离(不小于 30 cm),并防漏水。

(3)保温库(箱)

保温库通常采用夹层墙、顶棚、内衬使用绝热材料或采用双层窗、两道门或挂厚帘,并经常将门窗关闭严密。此种库房适用于不太冷的地区。一些特别怕冻的药物在严寒季节也可存放在保温箱内。此外,地下室也可代替保温库使用。

3.3.6 湿度的控制与调节

1)降湿措施

潮湿对在库药品的质量有很大影响。湿度太大,药物会吸湿变质。吸湿后,某些氯化物(钠、钾、铵、铁、钙盐等)、溴化物、碘化物、硝酸钠、醋酸钾等发生潮解、液化现象;浓硫酸、乳酸、甘油、无水乙醇等浓度会降低;胃蛋白酶、淀粉酶、胰酶等生化药物及流浸膏、蛋白银等会结成硬团或发霉腐败;阿司匹林、水杨酸毒扁豆碱等发生水解反应而失效;泡腾散剂吸湿后即失去泡腾作用;甘油栓、片剂、丸剂、胶囊剂(尤其糖衣片、丸剂)吸湿变软,膨胀裂开或粘连,易于微生物生长而霉变失效等。

在我国气候潮湿的地区或阴(梅)雨季节,药品库房需要采取降温措施。

(1)通风降温

可根据干湿度计的读数指示,查出此时库内、库外的温湿度,按下述情况采取相应措施。

①当库内温度、相对湿度均高于库外时,可开启全部门窗,长时间通风,库内的温、湿度会有一定程度的降低。

②当库内温度、相对湿度均低于库外时,应密闭门窗,不可通风。

③当库外温度略高于库内,但不超过3 ℃,且相对湿度低于库内时,则可通风。

④当库外温度高于库内3 ℃以上,虽相对湿度低于库内,此时亦不能通风。因为热空气进入库内后,由于热空气的温度降低,室内相对湿度立即增加,药品更易吸潮。

⑤当库外相对湿度高于库内,虽库外温度低于库内,亦不能通风,否则会带进潮气。

在一天中,一般应在上午8—12时,即当温度逐渐上升、湿度逐渐下降时通风较为适宜;在凌晨2—5时,虽然库外温度最低,但此时相对湿度最高,如库内有易吸潮的药品,则不宜通风。

此外,还应结合气象情况灵活掌握,如晴天、雨天、雨后初晴、雾天、阴天以及风向等应酌情处理。

通风降温除开启门窗进行自然通风外,还可以装置通风设备(如排气扇等),但应注意危险品库不宜采取。

通风降湿法虽简单易行,但要长年保证降湿效果则稳定性较差,有必要时可采用密封防潮或使用吸湿剂相结合的方法,才能保证达到防潮降温的效果。

(2)密封防潮

密封能隔绝外界空气中的潮气侵入,减少或避免空气中水分对药品的影响,以达到防潮目的。一般做法是将库房筑成无缝隙气孔,设双窗两道门或挂厚帘;也可根据药品性质和数量,用塑料薄膜等材料密封货垛、货架、药箱等。

上述方法只能达到相对密封,并不能完全消除气候对药品的影响。因此最好结合通风降温、吸湿降潮等方法,才能取得更好的效果。

(3)吸湿降潮

在梅雨季节或阴雨天,库内外温度都较高,不宜采取通风降温时,可以在密封库内采用吸湿的办法以降低库内温度。采用空气降湿机驱湿效果较好。一台J3型空气降湿机(抽湿机)在温度27 ℃相对湿度70%时,每小时可从空气中吸水3 kg;大型降湿机的吸水量更大。此外,也可采取干燥剂吸湿降潮,常用的干燥剂有生石灰、氯化钙、硅胶、钙镁吸湿剂、活性炭、除湿机(图3-3)等。

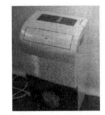

图3-3 除湿机

2)升湿措施

湿度太小,某些含结晶水的药物如硼砂、硫酸阿托品、磷酸可待因、咖啡因、硫酸镁、硫酸锌、硫酸铜、明矾等会发生风化,风化后失水量不等,使用剂量难以掌握,特别是剧毒药,可能会因此超过剂量而引起中毒等事故。在我国西北地区,有时空气十分干燥,必须采取升湿措施。

具体方法:向库内地面洒水;或用电加湿器产生蒸汽;库内设置盛水容器,储水自然蒸发等。一些对湿度特别敏感的药品必须密闭保湿,使内装药物与外界空气隔绝。

任务 3.4　药品霉变的防治方法

药品霉变的防治是综合性、系统性的工作。它需要对药品生产、流通、使用等各个环节加强管理,防止污染,确保药品质量安全。包括原料药的加工贮藏,生产过程的规范化,中成药储运流通的规范化。造成药品被微生物污染的原因极其复杂,根据实际情况,本着"防治结合,以防为主"的方针,采取相应的预防措施。

视频 3.2　霉菌的防治方法

3.4.1　药物原料

中药材尤其是植物性药材和动物性药材,大都带有大量的泥土和微生物,含有大量的蛋白质、糖类、油脂及盐类等营养成分的药材在保存过程中,微生物还可能继续生长繁殖。在药剂生产的过程中,应先对药物原料做必要的前期处理,尽量减少或杀灭微生物,确保药剂的质量。同时药物原料在保存时应加强管理保证原料药的质量。

1)控制中药材的含水量

中药含水量的高低对霉菌生长有着直接影响。水是一切生物体不可缺少的组成部分,占细胞的 70%~85%,它参与微生物原生质的胶体组成和物质新陈代谢,没有水就没有微生物的生命活动。据报道,在高湿低温贮藏的条件下,有霉菌生长;而在低湿高温条件下,霉菌生长受抑制。实践证明中药材的含水量超过 15% 有利于霉菌生长。控制中药材含水量通常采用的方法为密封法、吸潮法、通风除湿法。

（1）密封法

密封法是把一定范围的空间与外界隔绝起来,对空气进行温湿度控制与调节,从而达到防止中药霉变的传统方法。利用导热性能差、隔潮性能好或不透性的材料,把中药尽可能封闭起来,防止储存环境的温湿度发生急剧变化,减弱外界的不良影响,达到安全储存的目的。

（2）吸潮法

当中药贮存的密封环境中,由于潮湿空气侵入或商品、墙壁、地面等水分蒸发,相对湿度超过中药安全储存的范围,而库外气候又不具备通风或晾晒的条件,为保证中药的安全,必须设法降湿。常用的吸潮剂有石灰、木炭、无水氯化钙等。

（3）通风除湿法

利用空气自然流动的规律,或人为地机械振动产生风,使库内外的空气交换,达到调节库内温湿度而保持中药干燥的目的。

2)控制库内的相对湿度

霉菌生长发育所需的相对湿度在 75% 以上,若将库房的相对湿度控制在 70% 左右,就可以防止药材发霉。如不这样,即使药材是干燥的,也会由于相对湿度大而逐渐吸潮,引起发霉。

常用的方法有吸潮剂吸湿、机械通风除湿等。

3）控制库内的温度

霉菌生长最佳温度为 20~35 ℃，控制贮藏温度在 20 ℃以下甚至能达到 5~15 ℃更佳，这样可以有效地防止药材霉变。常用的方法有通风法、避光降温、排冷降温、保温、吸暖等。

3.4.2 生产环节的要求

1）辅助材料

制药用水应符合有关规定，选用的饮用水、去离子水、蒸馏水、注射用水都有相应的质量要求，在生产过程中，洗涤和浸出用水至少应选用饮用水，配制药剂用水应选用蒸馏水或注射用水。常用的赋形剂，如淀粉、蔗糖、糊精、蜂蜜等，一般都带有微生物，配料使用前应严格选择和进行适当处理，以减少或防止将微生物带入药剂中。

2）制药设备

直接与药物接触的各种制药设备和用具，如粉碎机、药筛、搅拌机、颗粒剂压片机、制丸机及各种容器等，其表面易被微生物污染。因此，使用后尽快地清洗干净，保持清洁和干燥，必要时在临用前进行消毒灭菌。

3）环境条件

空气中的微生物来自土壤、人畜体表及其排泄物。在不洁的环境中，空气中微生物的数量将更多。因此，要注意药品生产车间的环境卫生，在生产区周围不得有污染源，车间应按规定达到一定的洁净程度，无菌室则应严格控制无菌。

4）操作人员

操作人员的人体外表皮肤、毛发，以及穿戴的鞋、帽和衣服上都带有微生物，尤其是手上更多。操作过程中又不可避免地要与药物接触，从而导致药剂被微生物污染。因此，必须按照各生产区域的要求，对工作人员的个人卫生作出具体规定。为防止药剂被污染，操作人员应当严格执行卫生管理制度，穿戴专用的工作服、鞋帽等。

5）包装材料

药剂成品一般都要按特定规格和形式进行包装。包装用的玻璃瓶、塑料瓶、塑料袋、铝箔、复合膜、包装纸及药棉等，若不经过消毒或灭菌处理，也常带有某些微生物。在一般情况下，包装材料与所包装的药品直接接触，包装材料上的微生物若污染药品，则直接影响产品质量。因此，各类包装材料在使用前，应根据其不同的性质和要求，采用适宜的方法进行消毒灭菌，以杜绝微生物的污染。

3.4.3 预防药品霉变的措施

1）控制药品的含水量

药品含水量的高低对霉菌生长有着直接影响，霉菌的生长繁殖离不开水分。一般情况下，高湿低温的储存条件,有利于霉菌生长;而在低湿高温的储存条件下,霉变生长受到抑制。实践证明中药材的含水量超过15%有利于霉菌生长。其他制剂根据其特点,控制含水量在适宜的、安全的范围内为宜。

2)控制库内的相对湿度

库内的相对湿度在75%以上时有利于霉菌的生长、繁殖,若将库内的相对湿度控制为35%~75%,可以防止药品霉变。

3)控制库内的温度

霉菌的生长最佳温度为20~35 ℃,控制药品储存温度在20 ℃以下,如能控制在5~15 ℃,可以有效地防止药品霉变。

药品霉变是综合作用的结果,中药制剂、化学药品制剂和生物制品在生产环节严格灭菌操作,在流通环节储存条件科学合理,可以抑制药品霉变的发生。

3.4.4 药品霉变的防治方法

1)化学药剂防霉

化学药剂防霉常用的方法是使用防霉剂,使微生物菌体蛋白凝固、沉淀、变形,或破坏酶系统使酶失去活性,从而影响细胞呼吸和代谢;或改变细胞膜的通透性,使细胞破裂解体。防霉剂低浓度能抑制微生物生长,高浓度会使其死亡。

2)低温冷藏防霉

低温冷藏防霉是通过控制和调节仓库内及药品本身的温度,10 ℃以下,2 ℃以上为宜。抑制霉菌的滋生和繁殖,从而达到防止药品霉变的目的。

3)干燥防霉

干燥防霉是通过降低仓库环境中的湿度和使药品本身的含水量达到适宜标准,致使霉菌得不到生长繁殖所需水分而达到防止霉变,可采用密封吸湿、通风除湿和晾晒降低湿度等方法。

4)气调防霉

气调防霉是指通过应用气调养护技术来防止药品霉变,即在密封条件下,通过控制和调节空气中氧的浓度,人为地造成一个低氧环境,使霉菌生长、繁殖受到抑制,从而达到防霉的目的。

 知识拓展

臭氧杀菌技术

1840年德国化学家发明了臭氧杀菌技术。臭氧已广泛用于水处理、空气净化、医药等领域,原理是利用高压电力或化学反应,使空气中的部分氧气分解后聚合为臭氧。臭氧是一种强氧化剂,能氧化分解细菌内部葡萄糖所需的酶,使细菌灭活死亡;能直接与细菌、病毒作用,使细菌的新陈代谢受到破坏,导致细菌死亡;能透过细胞膜组织,侵入细胞内,使细菌发生通透性畸变而溶解死亡。

臭氧杀菌技术可以用于包膜材料和药品生产环节的灭菌。

任务 3.5 药品仓库害虫的防治方法

药品在仓储过程中由于仓储环境以及各方面因素的影响易发生被仓库害虫蛀蚀的现象。药品被虫蛀后,内部组织遭到破坏,出现圆形孔洞,严重的被虫蛀成粉末,失去药用价值。害虫的尸体、排泄物等甚至产生有毒、有害物质,危害人民群众的健康。害虫对药品的危害多发生在中药材、中药饮片和部分中成药,以及原料药和药用辅料。化学药品、生物制品、生化制品由于制剂工艺先进,发生虫害的现象十分少见。但含脂肪、糖、蛋白质、淀粉等成分的药品,由于包装不严,受温湿度的影响也可能发生虫害的现象。

3.5.1 常见仓库害虫

1) 仓库害虫的来源、传播途径

(1)害虫的来源

①中药材在采收时,已寄生害虫的卵、幼虫或成虫,随药材进入仓库,一旦条件适宜,便继续生长繁殖。

②被害虫污染的包装材料反复使用也会使药品感染害虫。

③仓库内部在储存药品前没有进行消毒杀虫处理,本身隐藏有害虫。

④仓库内已生虫的药材未能及时熏蒸杀灭和隔离堆放,引起其他药材被感染。

⑤生虫药材与未生虫药材同库共存的交叉感染。

⑥运输过程中被害虫污染,携带入库。

⑦仓库内部及周围环境不洁,害虫可寄居于内,隐藏越冬,温湿度适宜时,飞入仓库内繁殖危害药物。

(2)传播途径

①害虫可由野外飞入库内,如蛾类、米象等。这类害虫生命力强、适应环境快,能在不太稳定的环境条件下发育繁殖。

②鼠类和昆虫也能传播。

③药材入库前未经仔细检查,将害虫或虫卵带入仓库,引起交叉感染。

④包装物料或包装容器以及各种运输工具本身不清洁,已感染害虫,消毒杀虫不彻底。

2) 常见仓库害虫的种类和特征

仓库害虫种类繁多,国内现已知仓库害虫 254 种,主要来源为 2 纲、13 目、59 科。危害中药材的害虫约有 89 种,绝大多数害虫来源于昆虫纲的鞘翅目(甲虫类)和鳞翅目(蛾类)。鞘翅目害虫,俗称"甲虫类"害虫;鳞翅目害虫,俗称"蛾类"。危害中药材的害虫以甲虫类害虫居多,蛾类害虫次之,还有蜘蛛纲的螨类害虫。

(1)鞘翅目

①药材甲。

a.形状特征:身体长椭圆形,成虫体长 2~3 mm,红褐色或深栗色,密被细毛,头生在前胸下,触角 11 节。前胸背近三角形,后缘微宽于鞘翅的基部,鞘翅上具明显的纵行排列的特点。幼虫体长 5 mm 左右,体上所背细毛短而稀,腹部背面排列有一列褐色小短刺(图3-4)。

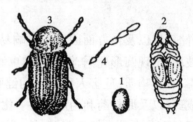

图 3-4 药材甲
1—卵;2—蛹;3—成虫;4—成虫触角

b.生活习性:药材甲生育率较高,1 年发生 2~3 代,以幼虫越冬,成虫善飞,耐干力强,在黄昏或阴天较为活跃,一般产卵于药物表面凹褶不平的部位或碎屑中,经 5~10 天孵化出幼虫;成虫喜暗,耐饥力强,常在药物内部蛀成孔洞,并在其中化蛹,羽化成虫继续危害。

②米象。俗称象鼻虫、铁嘴、铁鼓牛、米虫。属于鞘翅目象虫科。

a.形态特征:成虫体长 3~4 mm,宽 0.9~1.5 mm,圆形,红褐色至黑褐色,背无光泽。触角生于基部 1/3~1/4 处。初羽化时赤褐色,后变为黑褐色,触角 8 节。吻前伸呈象形鼻状,后翅发达善于飞翔。卵长椭圆形细小,半透明乳白色。幼虫似蝇蛆,蛹长近 4 mm 椭圆形(图3-5)。

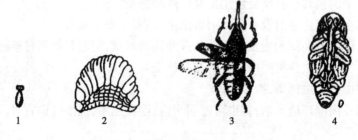

图 3-5 米象
1—卵;2—幼虫;3—成虫;4—蛹

b.生活习性:以幼虫越冬,成虫善飞,具假死性,耐干力强,在黄昏或阴天飞行。一般产卵于药物表面凹褶不平的部位或碎屑中,经 5~10 天卵化出幼虫;幼虫喜暗,耐饥力强。米象的繁殖视地理条件环境而不同,我国北方 1 年 2~3 代,南方可达到 5~6 代。成虫越冬,繁殖力强,对湿度要求较高,喜潮湿、黑暗的生活条件。

③咖啡豆象。

a.形态特征:成虫体长 2.5~4.5 mm,长椭圆形,暗褐色,密被黄褐色细毛,黄白色的小斑点,触角 11 节。头正面三角形,复眼圆形,黑褐色。前胸背板长等于鞘翅的 1/2,前缘较后缘狭窄,背面微隆起,上生灰白色细毛,并形成棋盘状花纹,小盾片极小,圆形。腹末小三角形,露于鞘翅外。足细长,前足基节卵圆形,深褐色。幼虫成熟时体长4.5~6 mm,乳白色,近弯弓状。且横向皱纹与白色短细毛。头大近圆形,淡黄色。

b.生活习性:咖啡豆象1年发生3~4代,幼虫隐藏于种子类和根茎类药材中越冬。成虫善飞能跳。在温度27 ℃的条件下,雄虫羽化后3天,雌虫羽化后6天即可交尾,交配后约半小时开始产卵,产卵前在药物上蛀蚀孔洞然后产卵。孵化后幼虫蛀入药物内部危害,直至化蛹羽化为成虫。

④谷蠹。

a.形态特征:成虫体长2.5~3 mm,长圆形,暗红褐色至黑褐色,具光泽,头位于前胸背板下,触角10节。前胸背板中部隆起,上有多数小疣状突起,鞘翅上具有显著刻点。幼虫体长2~3 mm,生有淡黄色细毛,乳白色,头三角状,黄褐色、各足大小相等。

b.生活习性:1年繁殖2~3代,以成虫在药物内越冬。在温湿度适宜的条件下繁殖一代只需30天。成虫喜取食果实种子类中药,特别喜食种子胚部,善于飞行,寿命可达1年。卵常产于药材的蛀孔内或缝隙中,孵化率较高。幼虫在种子类或根茎类药材中蛀食,直至羽化成成虫才脱出。一般躲在药物的堆垛深处聚集危害。

(2)鳞翅目(蛾类)

①印度谷螟。

a.形态特征:成虫体长6~9 mm;翅展13~18 mm,身体密被灰褐色鳞片,两复眼间具一向前方突出鳞片椎体。前翅长三角形,近基部的1/3灰黄色,其余2/3为赤褐色,并散生黑褐色斑纹;后翅三角形灰白色,半透明。卵椭圆形,乳白色。幼虫体长10~13 mm,头部红褐色,体淡黄色。蛹长5.5~7.5 mm,细长,腹部略弯向背面(图3-6)。

b.生活习性:1年通常繁殖4~6代,北方3~4代。以幼虫越冬。幼虫在第二年4,5月间即羽化为成虫。每雌虫可产卵40~300粒,卵产于药物表面或包装品缝隙中。孵化幼虫即钻入药物内为害。能排出大量带臭味的粪便,影响药材质量,是中药的重要害虫之一。

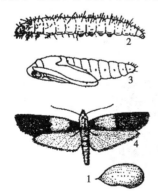

图3-6 印度谷螟

1—卵;2—幼虫;3—蛹;4—成虫

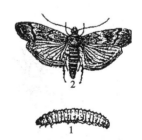

图3-7 地中海粉螟

1—幼虫;2—成虫

②地中海粉螟。

a.形态特征:成虫体长7~15 mm,翅展16~25 mm。前翅狭长,灰黑色,近基部及外缘各有一淡色的波状横纹,翅的外缘横列明显的小黑斑;后翅灰白色。幼虫体长15 mm左右,头部赤褐色,背面常带桃红色,体乳白色(图3-7)。

b.生活习性:1年发生2~4代,以幼虫越冬。幼虫与谷蛾相似,吐丝将药材黏聚成团块。

🖰 **知识拓展**

1.鞘翅目成虫特点

体躯明显分为头、胸、腹3段。在各段中分别具有各种不同功能的附属器官,如七星瓢虫。

(1)头部:成虫感觉和取食的中心,生有一对触角,形态各异,一般10~11节。一对复眼、个别单眼和口器等附器。

(2)胸部:分前、中、后三胸节。每一个胸节的腹侧各生一对足,分别叫前足、中足、后足。在中、后胸节的背面两侧,常生一对双层膜质的翅,分别叫前翅和后翅。翅上有许多翅脉,脉相是鉴别害虫种类的重要特征之一。

(3)腹部:一般不超过10节,腹部能做扩缩和伸缩运动,是消化、排泄、呼吸、繁殖的中心。

2.鳞翅目成虫与鞘翅目的区别

鳞翅目成虫体壁柔软、触角丝状、口器为虹吸式、三对足细长、前后翅膜质上有颜色各异的鳞片、腹部节明显呈圆桶状。

---

(3)螨类

螨类不属于昆虫。螨类是节肢动物门、蛛形纲、蜱螨目或真螨目的螨类小型动物。螨类以卵越冬,越冬卵红色,非越冬卵淡黄色。越冬幼螨红色,非越冬幼螨黄色,体两侧有黑斑。雌螨成深红色,体两侧有黑斑,椭圆形。螨类的发育繁殖最适宜温度为15~30 ℃,属于高温活动性。全年都可能发生,干旱炎热的气候条件往往会导致大量发生。

①粉螨。粉螨俗称"粉壁虱",属于蜱螨目谷螨科。

a.形态特征:成虫体长0.4~0.8 mm,白色,半透明。成虫分为前半体和后半体,其上具刚毛,足尖和口器呈黄褐色,分为头胸和腹两部分。四对足,具刚毛(图3-8)。

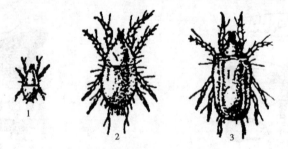

图3-8 粉螨

1—幼虫;2—雄虫;3—雌虫

b.生活习性:粉螨个体较小,生境广泛,食性复杂,为一切害虫所不及。以成虫越冬,遇到不良环境条件,体壁变硬,头部缩回体内一部分,进入休眠期数月,遇到适宜条件就可以蜕皮恢复活动。

②干酪螨。干酪螨属于蜱螨目谷螨科,我国各地均有分布。其形态特征及生活习性与粉螨相类同。除粉螨、干酪螨以外,危害药品的还有景天螨、革螨、肉食螨、甜果螨等。

3.5.2 仓库害虫的危害

1)害虫的发育规律

仓库害虫在整个生长发育过程中,需经过一系列的外部形态和内部功能以及生活习性的变化。仓库害虫经过卵、幼虫、蛹、成虫 4 个发育阶段的变化称为不完全变态,如白蚁。

(1)卵

卵是害虫相对不活动的发育阶段。仓库害虫的卵都很小,通常在 0.1~0.5 mm 或更小。多为乳白色,形态各异,有的呈卵圆形或椭圆形。

药品仓库害虫一般多将卵产于药物上或缝隙中,也有产于药物的附近或包装物上,以便孵化后的幼虫能就近取食。

(2)幼虫

幼虫是从卵内孵化出的虫体。幼虫体分头部和胸腹部两大部分。幼虫期是害虫取食与生长的时期,是危害中药比较严重的时期,也是药品仓库防治害虫的关键时期。

(3)蛹

蛹是完全变态害虫特有的发育阶段,也是在其整个生活史中的一个静止阶段。幼虫成熟后即停止取食,躲在隐蔽的地方吐丝结茧,或利用分泌物将食物碎屑、尘末、排泄物等连缀起来作茧,或借助于杂物保护化蛹。蛹期虽不食不动,形似静止状态,但在体内却进行着复杂的生理变化。害虫的蛹期对化学药剂的防治有较高的抵抗力。

(4)成虫

当蛹发育成熟后,即咬破蛹壳出来,这种现象称为羽化。成虫是害虫个体发育的最后一个阶段,成虫的主要任务是交配产卵,繁殖后代。

仓库害虫无论在卵、幼虫、蛹、成虫的各个虫期,都可能发生休眠,引起休眠的主要原因是温度。仓库害虫发育的任何阶段,都可能对药物产生危害,成虫一般不危害。掌握药品害虫各个虫期生长发育的变态规律及危害时期,可采取相应的有效措施及时加以防治,减少药品损失。

2)仓库害虫的生活习性

仓库害虫的生活习性主要是指仓库害虫对外界环境的适应性以及在外界环境的影响下引起害虫的一些生理反应。

(1)适应性

仓库害虫一般对周围的环境条件有较强的适应性,如耐热、耐寒、耐干、耐饥性,并对化学药剂防治有一定的耐药性。害虫在适宜的环境中,一年可繁殖多代,如不注意防治,在短时间内可造成较为严重的虫害。

（2）食性

仓库害虫绝大多数食性广而杂，但它蛀蚀成分是有限的，主要为淀粉、脂肪、糖类、蛋白质、纤维素等。这些成分含量的多少决定了药物可能遭受蛀蚀危害程度的高低。

（3）隐蔽性

大多数害虫形体较小，体深色，具保护色，便于隐蔽和匿藏。

（4）趋性

害虫在外界条件刺激下，引起运动的反应，称为趋性。凡趋向刺激运动的反应，称为正趋性，凡背向刺激运动的反应称为负趋性。

大多数蛾类食虫有趋光性，甲虫类害虫为负趋光性。根据这一特性，可利用灯光诱杀蛾类害虫；在检查生虫商品时，应注意阴暗处的甲虫类仓虫。

害虫对异性分泌的生物激素有正趋性，对化学剂有负趋性。利用这一特性，可采用昆虫生物激素诱杀害虫或化学药剂杀灭害虫。

3）害虫的影响因素

害虫对药品的蛀蚀可引起药品质变，以致报废损失。就目前常用的 600 多种中药中，易蛀蚀药材占储存品种的 40% 以上。药品经虫蛀后，有的形成蛀洞，有的破坏药品性状，有的甚至将中药完全破坏成蛀粉，失去药用价值。

①害虫是带菌的媒介，它的分泌物、排泄物以及腐败的残体，是微生物生长和繁殖的营养物质，可引起害虫和微生物的共生。

②害虫蛀入药材内部，排泄粪便，分泌异物，害虫繁殖变化的残体，死亡的尸体对药品造成不洁和污染，对人类身体健康带来危害。

③药材被蛀蚀称为孔洞或残体不全，使药材减量，破坏药物的有效成分，使疗效降低或丧失药用价值。

④中药材被虫蛀之后，易导致某些品种泛油（枸杞子、当归、党参等），花类药材容易散瓣，外形遭到破坏，引起进一步质变，影响药材质量。

⑤破坏包装及库房结构，影响中药的安全贮存。

（1）温度的影响

害虫的体温不稳定，随着环境温度的变化可以进行一定范围的调整，也就是说它们属于变温动物，害虫的一切生理功能都受环境温度的支配。害虫的生长发育、繁殖等生命活动，对温度有一定的要求。

害虫在 15~35 ℃ 都能进行正常的生长发育和繁殖，我们将此温度称为害虫的适宜温度区，绝大多数害虫在 25~32 ℃ 发育繁殖最快，是害虫最适宜的温度范围。

一般情况下，8~40 ℃ 是大多数害虫维持生命的有效温度。35~40 ℃ 是害虫不活动温度范围。因温度较高害虫常呈夏眠状态，生理功能的代谢下降，取食量减少，生长发育速度减慢。50~60 ℃ 称为害虫的致死高温区。害虫受高温的刺激由强烈的兴奋转入昏迷，虫体内的酶被破坏，部分蛋白酶凝固，在较短的时间内丧失生命活动能力。40~50 ℃，害虫处于昏迷和致死的临界线上，若害虫转入适宜温度范围，则可恢复正常生理功能；若长时间在此温度范围内，新陈代谢失去平衡可致死亡。在 -4~8 ℃，因温度较低害虫常呈冬眠状态，生理功能的代谢下降，取食量少，生长发育速度基本停止。随着温度的继续下降可致死亡。一般在 10 ℃ 以下，害虫的生命活动就受到严重的抑制。在-4 ℃以下,虫体因体液结冰,细胞原生质冻损而脱水致死。所以在夏季人们采用暴晒杀虫时,就要考虑暴晒时间的长短。用烘干、沸水喷淋、蒸汽杀虫也要考虑温度和时间的问题。

(2)湿度的影响

湿度是指空气的干湿程度。湿度对害虫的影响主要包括药物中所含的水分和空气中的相对湿度。害虫体内废物的排泄、体温的调节、食物的消化等生理活动都与水有关。害虫体内的含水量较高,一般占其体重的45%~90%,它们体内水的来源,主要依靠摄取食物时获得。水是害虫进行生理活动不可缺少的基本条件,是害虫发育繁殖的重要物质基础。

药物含水量的高低,直接影响害虫的取食和对食物的消化吸收。药物含水量的变动受空气湿度的影响。湿度适宜时,有利于害虫生长发育。在一定条件下,药物的含水量越高,虫害越严重。相反,如果把药物的含水量控制在一定范围内,就能抑制其生或减少虫害。

一般情况下,相对湿度为70%~80%时(温度18~27 ℃),害虫的繁殖能力最强,生产下一代的时间最短,对中药商品危害最严重。相对湿度在75%~90%(温度27~35 ℃),害虫繁殖能力下降,生育缓慢。相对湿度为30%~40%时,害虫从空间得到的水汽极少,不能对食物进行充分的分解利用,导致生理失调或死亡。

在实际药品养护过程中可以看出,湿度和温度这两种因素对害虫生存的影响是相互联系的。即使温度适宜,但如果空气干燥(湿度小),害虫亦无法生存。如果空气湿度高,但气温低,害虫的新陈代谢也会变得缓慢,发育亦会受抑制。所以降低药物的含水量和控制库房温、湿度就能防止或减少害虫。

(3)空气的影响

空气是由多种气态物质组成的混合物,按体积算,O_2(氧)占空气组成的21%;N_2(氮)占78%;CO_2(二氧化碳)占0.03%;其他气体约占0.97%。

仓库害虫同其他生命体一样,其生长发育的全过程,以及它的繁殖都离不开氧。氧是害虫代谢不可缺少的物质。害虫在低氧的环境中呼吸加快,对有机物分解不完全,缺少生命活动所需的能量,气门关闭停止取食麻痹昏迷,低氧程度严重仓虫死亡,低氧时间长仓虫死亡。气调养护法、自然降氧法、低氧低药量氧化法等,就是利用低氧环境促使害虫的生长发育受到抑制直至死亡。一般情况下,当密闭环境下氧的浓度降到1%~2%时,一定时间内绝大多数仓库害虫因缺氧会窒息死亡。

3.5.3 仓库害虫防治方法

1)预防仓库害虫的方法

(1)入库验收是关键

药品入库时除了对其规格、真伪、优劣等进行全面检验以外,首先检验包装周围和四角部分有无虫迹,经敲打震动后是否有蛀粉及虫粪落下。同时应注意包装容器本身是否干燥。然后取样检验药材的内外部是否生虫。可根据药材的不同情况,对药材进行剖开、折断、打碎、摇晃等方法来进行检查。发现含水量超标或有虫蛀现象、虫卵附着者应拒绝入库,隔离存放,避免交叉感染。

（2）做好在库检查

药品经检查合格入库后，由于库存的其他商品以及仓库的内外环境的影响，仍有可能会生虫。因此必须做好经常性的在库检查工作。检查要依次逐包逐件、逐货垛进行。夏秋季的气温高，湿度大，可3~5天检查一次；冬春季，温湿度低，不利于害虫生长，可半个月检查一次。同时要根据品种、季节的具体情况进行有目的的、有重点的检查，发现问题及时处理。

（3）控制中药的含量

中药的生虫与否和它的含水量有着重要的关系。在一定条件下，中药的含水量高，易发生虫害。大多数中药材的含水量应控制在13%以下。

（4）控制库房温、湿度

仓库害虫的生长、发育、繁殖等生命活动，都要求一定的温、湿度条件。害虫在适宜的温度范围（15~35℃）内，一般都能完成其正常生长发育，水是药物害虫进行生理活动不可缺少的基本条件，没有水就没有害虫的生命活动。因此加强仓库内温、湿度管理，选择干燥通风库房，垫高垛底，必要时可使用适宜的隔潮材料或在适宜的地方放置吸潮剂，使仓库的温湿度控制在安全合理的范围内，杜绝虫害的发生。

2）仓库害虫的防治技术

（1）物理防治法

①高温防治法：一是暴晒法，适宜于一般不易变色、融化、脆裂、泛油的药材。一天中较适宜的暴晒时间为上午9时至下午5时，以下午1—3时温度最高。暴晒过程中每隔0.5~1 h翻动一次，以便晒匀，加速水汽散发。晒完还须摊晾，使热气散尽后，再包装堆垛，暴晒时间5~6 h。二是高温干燥法，夏季雨水较多时，某些易吸湿的品种或含水量较高的品种可采用烘箱或烘房进行干燥，即可杀虫也可控制药物的含水量。此外对某些药材还可采用热蒸法，如何首乌、地黄、附子、黄精等。

②低温冷藏法：低温冷藏法是防治害虫的一种理想方法。降温方法有机械降温和自然降温。一般温度控制在8℃以下，环境温度在-4℃为仓库害虫的致死临界点。利用冷库贮藏药物，应包装密封后入库，出库后要及时出售，不宜久贮。药物出库待温度回升至室温后再开箱，以免药物表面结露而导致霉变。

物理防治法还有电离辐射灭虫、光能灭虫、声音灭虫、臭氧灭虫等。

（2）化学防治法

利用化学药剂破坏害虫正常的生理机能或造成不利害虫和微生物生长繁殖的条件，从而使害虫和微生物停止活动或致死的方法称为化学药剂防治法。此法具有高效、快速、经济等优点。

常用的化学药剂按性质可分为触杀剂和熏蒸剂两类。为了达到经济、有效、安全之目的，一般多与其他方法配合使用。凡与害虫直接接触，能毒杀仓库害虫的化学药剂统称为触杀剂。触杀剂有粉剂、液剂、乳剂和烟雾剂。利用有毒气体、液体或固体所挥发后产生的蒸气，在空气中达到一定浓度，经仓库害虫的呼吸系统进入其体内而使之中毒，经过一定时间后使其死亡称为熏蒸剂。常用的熏蒸剂有磷化铝、磷化锌、溴甲烷等。使用熏蒸剂应在适宜的温度和密闭条件下进行。熏蒸杀虫的效果，主要与药剂本身的理化性质、熏蒸对象、熏蒸时间和环境因素有关，使用时要掌握各因素之间的关系，才能取得较理想效果。

仓库害虫的防治方法还有自然降氧防治法、低氧低药量防治法、气调养护防治法等。

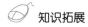 知识拓展

鼠害的防治方法

1.环境防治法

仓鼠的生长发育需要水、食物以及隐蔽的栖息条件。因此,创造一个不适宜其生存的环境,就能使一个地方的鼠量大大下降,并能使灭鼠成果容易得到巩固。首先要搞好环境卫生,清除仓库周围的杂草,随意堆放的物品,经常清扫库内外卫生,各种用具杂物收拾整齐,经常检查,不使鼠类营巢,仓库门口要设30~40 cm的挡鼠板。断绝老鼠的食物,把易发生鼠害的中药尽可能地存放在加盖的容器内,使老鼠得不到食物而被动地去吃投放的毒饵,以达到消灭老鼠的目的。

2.物理防治法

物理防治法又称器械灭鼠法,应用较久,应用方式较多,如鼠夹、鼠笼、粘鼠板、超声波灭鼠器、电子捕鼠器等。超声波灭鼠器是利用电子仪器产生的超声波来驱杀老鼠,此法对仓储物品无污染,对人无危害。电子捕鼠器须设立离地面3~5 cm使用时一定要注意安全,严格按操作程序进行操作,同时要远离易燃易爆物品,捕鼠时要有人员看守。

3.化学防治法

化学防治法又称药物灭鼠法,是应用最广效果较好的一种灭鼠方法。药物灭鼠又可分为肠毒物灭鼠和熏蒸灭鼠。作为灭鼠所用的肠道灭鼠药,主要是有机化合物,其次是无机化合物和野生植物及其提取物。

常用的灭鼠药物有0.005%溴敌隆及0.005%鼠得克小麦片毒饵,即用两种药物1%的母粉,按比例加入小麦片及1%的花生油,分别配制,3%马钱子毒饵,马钱子粉碎,80目过筛,按所需浓度加入玉米粉、植物油、调味品,用成形机制成直径约0.3 cm,长约1.5 cm的圆条形,晾干即可;0.3%溴代鼠磷大米毒饵,药物用95%酒精溶解,加入大米中搅拌均匀,加少量食用红色素作为警戒色,加2%食糖即可。防治害虫时所使用的化学熏蒸剂对老鼠也有杀灭作用,此外,各地还根据本地的实际情况和灭鼠经验,配置了许多不同种类的灭鼠药,无论什么样的灭鼠药在使用时都要注意安全,在灭鼠的同时不能对养护的药品、操作的人员产生危害,同时不能污染环境。

4.生物防治法

利用鼠类的天敌,如鹰、猫头鹰、蛇等,因此保护这些鼠类天敌,对减少鼠害是有利的。同时可利用对人和仓储药物安全,不污染环境的生物药剂灭鼠。

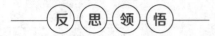

● 知识点掌握情况:
● 人生规划的启发:
● 自我评价:
● 名言:勤奋就是成功之母!

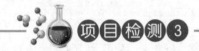

一、选择题

(一)单项选择题

1.空气中不能促使药品变质的组合是( )。
A.氮气与氧气 B.惰性气体与氮气
C.二氧化碳与水蒸气 D.水蒸气与氧气

2.中药仓库中中药饮片含水量超过( )。
A.10% B.15% C.20% D.25%

3.霉菌生长发育最适宜的温度范围为( )。
A.25～32 ℃ B.15～35 ℃ C.27～36 ℃ D.15～25 ℃

4.药品霉变养护的原则为( )。
A.以养为主 B.以防为主 C.以检查为主 D.以保管为主

5.霉菌属于( )。
A.细菌 B.酵母菌 C.真菌 D.黏菌

6.在雨季或发现质量变化苗头时,临时组织力量进行全面或局部的检查为( )。
A."三三四"检查 B.定期检查 C.突击检查 D.上级检查

7.中温性霉菌的最适生长温度范围为( )。
A.5～10 ℃ B.2～10 ℃ C.8～15 ℃ D.25～37 ℃

8.低温性霉菌的最适生长温度范围为( )。
A.5～10 ℃ B.2～10 ℃ C.8～15 ℃ D.0～30 ℃

9.易霉变的剂型是( )。
A.合剂 B.丸剂 C.针剂 D.酊剂

10.某些含盐类成分的固体药物容易吸收空气中的水分,使其表面慢慢溶化成液体状态的现象,是( )现象。
A.泛油 B.融化 C.风化 D.潮解

11.根据新修订《药品经营质量管理规范》的要求,各种类型的药品仓库相对湿度应保持在( )。

A.35%~75%   B.15%~45%   C.55%~85%   D.30%~75%

12.温度过高可使药品发生(　　)变化。

    A.致使药品变质   B.促使药品挥发

    C.致使剂型破坏   D.以上都是

13.下列降温措施中,(　　)会使湿度增加,故此法少用。

    A.通风   B.空调   C.遮光   D.加冰

14.在下列降湿措施中,不正确的方法是(　　)。

    A.通风   B.密封   C.吸湿   D.洒水

15.湿度过小可使药品发生(　　)。

    A.分解   B.风化   C.潮解   D.发霉

16.在通风降温降湿的措施中,可以开启门窗通风的情况是(　　)。

    A.库内温度、相对湿度均低于库外

    B.库外温度高于库内(不超过3℃),相对湿度低于库内

    C.库外相对湿度高于库内,但温度低于库内

    D.库外温度高于库内(超过3℃),相对湿度低于库内

17.库房温度记录时,正确读取温度的读数是(　　)。

    A.读数时先读小数,后读整数,精确到小数点后一位

    B.读数时先读整数,后读小数,精确到小数点后一位

    C.读数时先读小数,后读整数,精确到小数点后二位

    D.读数时先读整数,后读小数,精确到小数点后二位

18.温度计在使用时要根据出厂检定证上的订正值进行订正。温度计使用(　　)后,为避免在使用时出现新的误差,应将温度计送专门机构进行校正。

    A.一年   B.两年   C.半年   D.三年

19.绝对湿度的表示单位是(　　)。

    A.kg/m^3 B.g/m^3 C.kg/cm^3 D.g/cm^3

20.关于药品养护温湿度变化的知识,下列描述错误的是(　　)。

    A.大气相对湿度与温度的昼夜变化情况相反

    B.库内温度与库外温度变化相近,一般稍快于库外,变化幅度也较大

    C.库内相对湿度的变化与库温变化相反

    D.冬季气温度,蒸发减慢,绝对湿度小

21.关于药品养护温湿度的变化的知识,下列描述错误的是(　　)。

    A.一日之中的最低气温出现在日落前

    B.如果温度不变,绝对湿度的高低决定相对湿度百分率的大小

    C.相对湿度最大值出现在日出前

    D.库房内向阳面的相对湿度比背阴面低

(二)多项选择题

1.可能引起片剂霉变的因素有(　　)。

    A.包装密封不严或储存不当   B.环境温暖、潮湿   C.辅料

    D.药品自身因素   E.片剂干裂

2.影响药品霉变的外界因素有(　　　)。

　　A.温度　　　　　　　　　B.湿度　　　　　　　　　C.空气

　　D.光线　　　　　　　　　E.药品不干净

3.中药贮藏的两大难题是(　　　)。

　　A.变色　　　　　　　　　B.霉变　　　　　　　　　C.虫蛀

　　D.风化　　　　　　　　　E.不易储存

4.药品氧化后,可以发生(　　　)。

　　A.变色　　　　　　　　　B.溶解　　　　　　　　　C.分解

　　D.变质失效　　　　　　　E.异臭

5.关于温湿度,下列描述正确的是(　　　)。

　　A.温度低、蒸发强度小、绝对湿度大

　　B.温度高、蒸发强度大、绝对湿度小

　　C.温度低、蒸发强度小、绝对湿度小

　　D.温度高、蒸发强度大、绝对湿度大

　　E.温度高、蒸发强度小、相对湿度小

6.关于温湿度,下列描述正确的是(　　　)。

　　A.一般情况下,一天中气温最高的时候,空气中的相对湿度最大

　　B.一般情况下,一天中气温最低的时候,空气中的相对湿度最大

　　C.一般情况下,一天中气温最低的时候,空气中的相对湿度最小

　　D.一般情况下,一天中气温最高的时候,空气中的相对湿度最小

　　E.一般情况下,一天中气温最低的时候,空气中的绝对湿度最大

7.关于温湿度,下列描述正确的是(　　　)。

　　A.一年中绝对湿度最高值出现在最热月(7—8月)

　　B.一年中绝对湿度最低值出现在最冷月(1—2月)

　　C.在温度不变的情况下,空气绝对湿度越大,相对湿度越高;绝对湿度越小,相对湿度
　　　越低

　　D.在空气中的水蒸气含量不变的情况下,温度越高,相对湿度越小;温度越低,相对湿度
　　　越高。我国大部分地区的冬季,大气的相对湿度比其他季节低

　　E.通常是多雨的季节相对湿度高,晴朗的天气相对湿度低

8.关于露点,下列描述正确的是(　　　)。

　　A.温度升高到一定程度

　　B.温度降低到一定程度

　　C.不饱和水汽变为饱和水汽时的温度

　　D.饱和水汽变为不饱和水汽时的温度

　　E.饱和湿度随温度的升高而减小

9.关于水松现象,下列描述正确的是(　　　)。

　　A.水松现象也称结露

　　B.水松现象俗称出汗

　　C.空气中的水蒸气超过饱和状态时发生的现象

　　D.水蒸气超过饱和状态,凝结为水珠附着在物体的表面

　　E.相对湿度小表示干燥,水分不容易蒸发

二、简答题

1.《药品经营质量管理规范》中,对药品储存库房温度和湿度的要求是什么?

2.预防药品霉变的关键因素有哪些?

3.什么是饱和湿度? 什么是相对湿度? 什么是绝对湿度?

4.查找资料,针对自己所熟悉的某种微生物做一个简单的介绍。

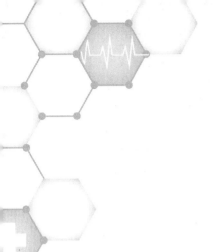

项目4
常见剂型储存与养护

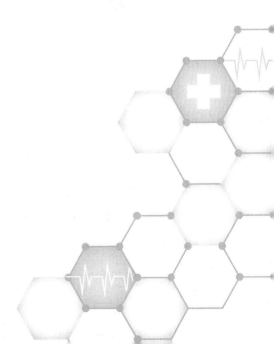

【学习目标】

1.了解药品易发生的变异现象和原因；

2.熟悉药品的常见剂型；

3.熟悉常见剂型药品的储存与养护方法；

4.熟悉不同药品的储存与养护措施。

思维导图 4

▶▷ **导学情景**

66 岁的李阿姨患高血压,一直服用降压药,但最近依然出现头晕的症状。去医院就诊时,李阿姨拿出平常吃的降压药,接诊医生发现药物并没有问题,也在有效期内,只是药片没有光泽,表面有些松散。随后询问李阿姨药品平时放在哪儿。得知李阿姨家住一楼,比较潮,药品就放在靠窗的茶几上。

讨论:李阿姨的药为何没有发挥平常的功效? 请谈谈你的看法和建议。

音频 4.1　为何
高血压药失效

任务 4.1 药品易发生的变异现象

无论何种药品,欲保证药品出厂后质量不变,除应重视药品的生产工艺和技术操作的改进外,绝不能忽视药品的包装材料和储存养护所规定的条件和方法,否则就会造成药品质量的不稳定,使企业蒙受巨大的经济损失。因此,我们必须高度重视和严格控制药品的储存养护条件和要求,使药品在储存和养护过程中基本保持其固有的理化性质,从而保证使用药品的有效性、安全性、均一性和稳定性。

视频 4.1 药品
易发生的变异现象

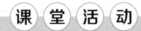

1.观察

(1)胃蛋白酶(实物)很容易吸收空气中的水分而产生吸湿、结块、发霉等变异现象,使其助消化能力大大降低。应密封置于干燥处储存。

(2)水杨酸毒扁豆碱干燥时不易被氧化,吸湿后酯键会发生水解,进一步被氧化,颜色由白色变为红色,使其毒性增加。

2.试验

(1)取阿司匹林片粉适量,加水使阿司匹林溶解,立即过滤,在滤液中加入三氯化铁试液如果溶液立即变为紫红色,证明阿司匹林部分或全部水解为水杨酸。

(2)烧石膏吸水后试验其固化作用。

3.闻

川芎含有挥发油,如果有酸气,说明酸败了。

导致药品在环境中发生变异的因素有两方面:一是内因,主要是由药品本身的物理性质、化学性质等变化引起的;二是外因,主要有空气、温度、湿度、紫外线、时间、霉菌、虫鼠、容器以及包装方法等。外界环境影响会促使药品变质、疗效降低或丧失药用价值,药品发生的变异现象通常有 3 种情况:物理变化、化学变化以及生物学变化。

4.1.1 内在因素的影响

1)药品物理性质发生的变异现象

为了做好药品的储存养护工作,药房及药品库房的工作者必须首先全面了解药品本身的物理性质,包括相对密度、燃点、熔点、挥发性、凝固点、溶解性等。例如:同样是挥发作用,有的是液体如醇、醚等,有的也可能是固体如碘或樟脑(通常称为升华)。前者变成蒸气之后极易燃烧爆炸,非常危险;而后者虽不易燃烧,但升华后不仅本身失效还会污染其他药品。药品的物理性质引起的变异现象一般有熔化、挥发、吸湿、潮解、结块、稀释、风化、升华、凝固、变形、分层、沉淀、蒸发等。如栓剂受热熔化变形、片剂吸潮崩解(粉剂吸潮结块)甘油吸收空气中水分而稀释黏度降低等都属于物理变化。这种变异现象一般不会引起药品本身的化学性质发生改变,但化学性质引起的药品变异现象一般常伴随有物理变化。

2)药品化学性质发生的变异现象

药品的化学结构是影响其化学性质最重要的决定因素,一般说来,有什么样的化学结构,就会表现出什么样的化学性质。具有醛基、芳伯氨基、酚羟基、巯基、吩噻嗪环、二烯醇、硫酸亚铁、碘化钾、氯化亚汞等有还原性基团(官能团)或低价态无机物的药物就易被氧化,因此影响氧化的因素对此药品都将有一定的影响。有氧化性的基团能被还原剂还原。含有酯键、酰胺键、苷键、醚键等的药品,一般情况下易被水解。药品酸性比碳酸弱的有机酸碱金属盐的水溶液,在空气中就不稳定,易吸收二氧化碳发生置换反应而显浑浊。

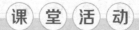

课 堂 活 动

四环素在 pH 2~6 的条件下易发生差向异构化头孢噻肟钠在光照下顺式异构向反式异构转化;氨苄西林水溶液室温放置 24 h 可生成无抗菌活性的聚合物。

4.1.2 外界因素的影响

1)空气

空气是各种气体的混合物。主要有氮气、氧气、二氧化碳及稀有气体等,氧气、二氧化碳对某些药品的质量影响较大。此外,在空气中还含有水蒸气及灰尘等固体杂质和微生物。在工业城市和工厂附近还混杂有氯、三氧化硫、二氧化硫、盐酸蒸气、氨等有害气体。

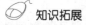
知识拓展

硫酸亚铁的养护

硫酸亚铁是一种用于治疗缺铁性贫血的药品,人体口服后,经过代谢由粪便排出,颜色是黑色的。本品有还原性,能同时吸收空气中的水分和二氧化碳,形成碱式碳酸铁,失去其应有的疗效作用,这时人体口服后,虽然排出的大便是黑色,但并没有达到治疗的目的。一种药品应该怎样防止其变异,首先要从其本身的性质综合考虑分析,阻断其发生变异现象的因素。因此本品用棕色玻璃瓶装,主要注意遮光或避光,密封储存防止被氧化,避免其颜色发生变化而变质。

2)光

药品在光的作用下进行的反应称为光化反应,也称光歧化反应。红外线有显著的热效应;紫外线能量较大,它能直接引起或促进(催化)药品的氧化、变色、分解等化学反应。因此储存与养护不当,就会加速药品的变异。

 知识拓展

易光解的药物

硝酸甘油片、氨茶碱片、地平类降压药等在紫外线作用下会发生光分解,引起变质。如硝苯地平片在紫外线作用下,生成氢化吡啶衍生物和硝基吡啶衍生物即,2,6-二甲基-4-(2-硝基苯基)-3,5-吡啶二甲酸二甲酯(杂质)与 2,6-二甲基-4-(2-亚硝基苯基)-3,5-吡啶二甲酸二甲酯(杂质),导致毒性增加。

3)温度

温度是药品变异现象的重要影响因素,常引起药物的变异现象有高温失效以及低温变质。如生物制品类药品在 10 ℃ 以上就会发生质量变异。

 知识拓展

药品的夏季储存

夏季,一般在超过30 ℃的高温、潮湿的天气下,药品很容易变质或提前失效。药品说明书上的"密封,阴凉处保存"是指不高于20 ℃室温,常规片剂要避光储存。值得注意的是,一些胃药如乳酶生、胃蛋白酶以及糖尿病患者用的胰岛素等,一定要放在冰箱中冷藏;而一些散装的片剂或胶囊,如果是在室温下保存,一定要用深色的玻璃瓶;外用药品如滴眼液、滴鼻液、滴耳液、洗剂和漱口液等夏季也最好放冰箱中冷藏。

4)湿度

水蒸气在空气中的含量叫湿度\它随地区和温度的高低而变化。一般来说,温度愈高,空气中含的水蒸气愈多。湿度太大能使药品潮解、液化、稀释、水解、形状变化、变质或霉烂;湿度太小容易使某些药品风化。因此药品储存要求相对湿度(RH)为 35%~75%。

任务 4.2　原料药的储存与养护

原料药是指用于配制各种制剂的药物,是一切制剂的基础。通常情况下,根据原料药存在的状态可以分为固体原料药和液体原料药(图4-1)。此种物质在疾病的诊断、治疗或疾病的预防中有药理活性或其他直接作用,或者能影响机体的功能或结构。包括由化学合成、植物提取或者生物技术所制备的各种用来作为药用的粉末、结晶、浸膏等。其中呈固态者称为固体原料药,呈液态者称为液体原料药。

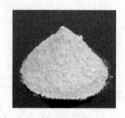
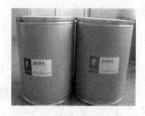

固体原料药　　　　　　　　　液体原料药

图 4-1　原料药

原料药主要用于配制各种制剂,是一切制剂的基础。因此,做好原料药的储存保管养护工作具有广泛的意义。原料药品种繁多,性质各不相同,要做好原料药的储存保管养护工作,首先必须了解原料药的理化性质和生物特点,研究其在各种不同的外界条件下质量变化的情况,然后采取正确合理的储存方法,才能有效地保证药品的质量。

4.2.1　原料药的储存养护

一般而言,原料药均应进行密闭储存,需要注意包装的完好程度,严防灰尘等异物对原料药的污染。但对于原料药的储存与养护,应根据不同原料药的不同特性,进行分类储存养护。

1)易潮解的原料药

对于易吸潮、受潮而发生变化的原料药,应于干燥处储存,密封包装,注意防潮,如碳酸氢钠、阿司匹林等。

2)易风化的原料药

对于含有结晶水、易风化的原料药,应置于凉处储存,并严密包装,不能将其放置于过于干燥或通风的地方,如咖啡因、硫酸镁、硼砂等。

3)遇光易变质的原料药

对于遇光易变质的原料药,应将其置于避光容器内,并密闭储存于暗处,如磺胺类、苯酚、硝酸银等。

4)易吸收二氧化碳的原料药

对于该类原料药的储存,应将其密封以隔绝空气,避免与二氧化碳的接触,如氧化镁、磺胺类钠盐、茶碱等。

5)易挥发的原料药

对于易挥发的原料药,温度升高将会加速其挥发而减量。因此,这类药品应密封于凉处保存,如薄荷脑、樟脑以及挥发油类等。

6)吸附性较强的原料药

对于这类药品的储存,应注意将其与有特殊气味的药品分开储存,尽量避免同柜、混合堆放和近旁储存,防止串味,如矽碳银、药用炭、氢氧化铝等。

7) 生化制品

这类原料药因大多含有蛋白质或多肽,容易受温度、光线、水分和微生物等影响,而出现生虫、霉变、腐败、有效成分破坏、异臭等变异现象。因此,这类药品的储存和养护必须注意密封,置凉爽处避光储存,如胃蛋白酶、甲状腺粉等。

8) 危险药品

这类药品易燃易爆,其储存与养护应严格按照有关部门的规定和制度进行。易燃易爆的药品应储存在危险品仓库或远离一般库房的专库。在凉暗处注意防火储存,如麻醉乙醚;强氧化剂遇甘油、糖等还原剂,经摩擦撞击能引起燃烧爆炸,在储存中应与还原剂远离,如高锰酸钾;毒性药品应专柜加锁保管;腐蚀性药品应放置专门货区、专门货架进行储存。

 知识拓展

原料药的质量验收

(1) 外观检查:色、臭、味符合规定、无异常,无结块、溶化、风化,无灰尘、纸屑等外来杂质,无发霉、发臭、虫蛀、鼠咬等现象。

(2) 包装检查:包装完好,名称、批号、数量、封口、印字等符合要求。

(3) 其他检查:质量(或容量)检查,某些液体原料药需作澄清度检查。

4.2.2　原料药储存养护实例

1) 碳酸氢钠(Sodium Bicarbonate)

【性状】本品为白色结晶性粉末;无臭,味咸;在潮湿空气中即缓慢分解。

【类别】抗酸药。

【稳定性】①受热易分解,在65 ℃以上迅速分解。②在干燥空气中无变化;在潮湿空气中缓慢分解。

【储存与养护】密封,在干燥处储存。

2) 阿司匹林(Aspirin)

【性状】本品为白色结晶或结晶性粉末;无臭或微带醋酸臭,味微酸;遇湿气即缓慢水解。

【类别】解热镇痛非甾体抗炎药,抗血小板聚集药。

【稳定性】在干燥空气中稳定,遇湿气则缓慢水解成水杨酸和醋酸,分解后伴有显著的醋酸臭,水溶液呈酸性。

【储存与养护】①密封、在干燥处储存。②如储存时间过长或出现明显醋酸臭,应检查其分解产物是否符合《中国药典》对"游离水杨酸"的规定。③如果包装严密,本品在 5~30 ℃ 的温度下储存,3 年内质量应无变化。

3)咖啡因(Caffeine)

【性状】本品为白色或带极微黄绿色、有丝光的针状结晶;无臭,味苦;有风化性。

【类别】本品为中枢兴奋药。

【稳定性】本品因含有结晶水,易风化,风化部分变成白色粉末;遇热易失去结晶水,加热至 100 ℃,则变成无水咖啡因。

【储存与养护】①密封储存。②本品属于第一类精神药品,应按特殊管理药品的规定加强管理。

4)硫酸镁(Magnesium Sulfate)

【性状】本品为无色结晶;无臭,味苦、咸;有风化性。

【类别】泻药、利胆药。

【稳定性】本品在空气(干燥)中易风化为粉状,加热时逐渐脱去结晶水变为无水硫酸镁。

【储存与养护】①本品应密封储存于阴凉、通风的库房,远离火种、热源,防止阳光直射。②本品应与氧化剂分开存放,切忌混存。

5)苯酚(Phenol)

【性状】本品为无色至微红色的针状结晶或结晶性块;有特臭;有引湿性;遇光或在空气中色渐变深。

【类别】消毒防腐药。用于消毒外科器械和排泄物的处理,也用于皮肤杀菌、止痒及中耳炎。

【稳定性】①本品露置在空气中有吸湿性。②本品在空气中能氧化成红色的醌类化合物,颜色变深。③本品具有强腐蚀性。

【储存与养护】①遮光、密封保存,避免光照。②本品腐蚀性极强,接触时应佩戴防毒面具和橡胶手套,并且应与氧化剂、酸类、碱类、食用化学品分开存放。③本品应严格执行危险化学品管理制度,并配备相应品种和数量的消防器材。

6)硝酸银(Silver Nitrate)

【性状】本品为无色透明的斜方结晶或白色的结晶,有苦味。

【类别】杀菌剂。本品常用作于杀菌剂、腐蚀剂。

【稳定性】①本品属于强氧化剂,与部分有机物或硫、磷混合研磨、撞击可燃烧或爆炸;并且硝酸银具有刺激性及腐蚀性。②本品对蛋白质有凝固作用,接触皮肤会产生黑斑;有毒,半数致死量(小鼠,经口)50 mg/kg。③硝酸银会对环境造成一定的污染,主要是重金属污染。

【储存与养护】①密封储存于阴凉、通风的库房,实验室应储存于棕色玻璃瓶里,避免光照,远离火种、热源。②应与易(可)燃物、还原剂、碱类、醇类、食用化学品分开存放,切忌混存。③该品属于易制爆物品,根据《危险化学品安全管理条例》受公安部门管制,应严格执行"五专"管理制度。

任务 4.3　散剂（附颗粒剂）的储存与养护

散剂是指药物与适宜的辅料经粉碎、均匀混合制成具有一定粒度的干燥颗粒状的制剂；颗粒剂可以分为可溶颗粒、泡腾颗粒、肠溶颗粒、缓释颗粒和控释颗粒等（图4-2），供口服用。散剂的比表面积较大，因此具有易分散、起效快的特点；外用覆盖面积大，具有保护、收敛的作用。但因储存不当极易吸潮、结块，甚至变色、分解、变质。

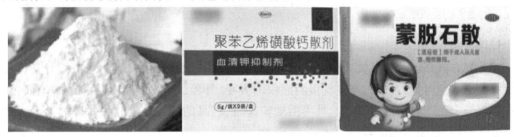

图 4-2　散剂

散剂储存与养护流程：验收散剂→符合质量规定入库→在库养护→合格出库。

4.3.1　散剂的质量变异现象

1）吸潮

散剂因为分散度较大（一般较原料药大），吸湿性显著。在影响因素中，以湿度对散剂的影响最大。散剂吸潮后，会出现药物结块、变质、微生物污染，分解或药品效价降低等变化；另一方面，因为部分散剂中的极性基团易与水结合形成氢键，某些散剂中的碱金属或碱金属盐易与水分子形成极性分子等原因，导致散剂很容易吸潮变质。因此，在散剂的储存与养护中，应注意防潮。

2）变色

有些散剂在遇到光、热、空气吸潮后易出现氧化、分解、变色的现象，即《中国药典》中的"遇光缓缓变质变色"。变色后的药物，可能出现毒性增加、效价降低等情况，因此均不能再供药用。

3）异味、异臭

有些主药成分是生物制品的散剂，在受热、吸潮后容易出现异味或异臭，如胃蛋白酶吸潮后会出现霉臭；而有的散剂因为其主药性质不稳定，受热、吸潮后易发生分解、臭味，如氨茶碱吸潮和吸收空气中的二氧化碳后会出现氨臭。

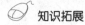 知识拓展

易吸湿或潮解药品

根据药品与水相似相溶的原理,药品具有极性基团且愈易与水形成氢键的药品愈易吸湿;含结晶水的药物而分子里无结晶水的药品,更易吸湿;药物的碱金属或碱土金属盐与水分子形成极性分子-离子,吸湿性最强而具有潮解性,其中钾盐的吸湿性比钠盐的吸湿性小;氯化物、溴化物、碘化物、盐酸盐、硫酸盐、硝酸盐、碳酸盐、磷酸盐、酒石酸盐、枸橼酸盐等有较强的吸湿性;氧化镁、硅胶、硅酸铝、活性炭等药品,吸湿性较强。

4)挥发

部分复方散剂中的挥发性成分在药品储存时间过长或受热等情况下,易挥发。其挥发的速度取决于散剂自身的沸点、与空气接触面积的大小、外界温度的高低等因素。一般而言,药品沸点较低、与空气接触面积较大、外界温度较高时,药品的挥发速度较快。散剂会因为挥发而降低其药效,甚至可能出现串味、燃烧等现象。

5)分层

当散剂包装不满、不严、上部留有空隙时,会因为运输、震动等原因,其相对密度大的成分出现下沉,药品均一性受到破坏,从而影响药品疗效。

6)虫蛀、霉变

成分中含有蛋白质、胶质、淀粉、糖、生化药品等的散剂,吸潮后易发生虫蛀、霉变或异臭、异味。

4.3.2 散剂的质量验收

根据《中国药典》的规定:

(1)包装检查

包装是否完整,有无破损、遗漏,有无浸润出现的痕迹,有无霉味等。

(2)异味检查

抽验包装,检查散剂粉末是否有异常臭味、霉味,有无因湿润现象而引起的散剂结块、虫蛀等现象。

(3)外观均匀度检查

按规定取适量散剂,置光滑纸上,平铺约5cm,将其表面压平,在明亮处观察,应色泽均匀,无花纹与色斑。必要时用放大镜观察。

(4)装量差异检查

抽查装量差异是否符合相应的质量标准规定。取散剂10包(瓶),分别精密称定每包(瓶)内容物的重量,求出内容物的装量与平均装量。每包(瓶)装量与平均装量相比应符合表4-1中规定,超出装量差异限度的散剂不得多于2包(瓶),并不得有1包(瓶)超出装量差异限

度1倍。

表 4-1　散剂装量差异限度

平均装量或标示装量	装量差异限度（中药或化学药）	装量差异限度（生物制品）
$m \leqslant 0.1$ g	±15%	±15%
0.1 g$<m \leqslant 0.5$ g	±10%	±10%
0.5 g$<m \leqslant 1.5$ g	±8%	±7.5%
1.5 g$<m \leqslant 6.0$ g	±7%	±5%
6.0 g$<m$	±5%	±3%

（5）干燥失重检查

化学药和生物制品散剂,除另有规定外,按照《中国药典》四部【干燥失重】测定法测定,在105 ℃干燥至恒重,减失重量不得超过2.0%。

（6）内服、外用散剂应分开进行检查

外用散剂只要包装完整清洁,无质量疑点,一般不做开包检查。内服散剂除按规定检查外,无异常情况时尽量少拆封,以免损坏散剂的完整包装,影响药品的销售。

（7）其他

除另有规定外,用于烧伤、严重创伤或临床必须无菌的局部用散剂,无菌检查要符合规定。

（8）微生物限度检查

应符合规定,凡规定进行杂菌检查的生物制品散剂,可不进行微生物限度检查。

4.3.3　散剂（附颗粒剂）的储存养护及实例

1）散剂的储存与养护

（1）纸质包装的散剂

纸质包装易吸潮、破裂,易被虫蛀、鼠咬。因此,对于纸质包装的散剂,应严格注意防潮、避免重压和撞击。同时,应注意防虫、防鼠。

（2）塑料薄膜包装的散剂

塑料薄膜包装的散剂比纸质包装的散剂更为稳定,但仍应注意防潮。储存时间不宜过长,尤其是在潮湿、炎热地区。

（3）易吸附和有特殊臭味的散剂

对于易吸附和有特殊臭味的散剂,应将其分开隔离储存,防止串味。

（4）易挥发的散剂

对于易挥发的散剂,应注意其储存温度和湿度。因此,应将其密封储存于干燥阴凉处。

（5）易吸潮、易变质的散剂

对于易吸潮、易变质的散剂,应注意防潮、防霉变、防虫蛀。因此,应密封储存于干燥处,并重点检查其储存情况;贵重药品散剂应密封储存于容器内,加入吸潮剂。同时,应对其进行定期检查和更换吸潮剂。

（6）遇光易变质的散剂

对于遇光易变质的散剂,应防止阳光直射,在密封、避光、干燥处储存。

（7）含结晶水的散剂

因其含有结晶水,为防止失去结晶水,这类散剂的储存应注意其库房的相对湿度。

（8）不同种类的散剂

内服散剂和外用散剂应分开储存;特殊药品散剂应专柜或专库储存、储存于密闭容器,必要时加入吸潮剂。

2）颗粒剂的储存与养护

颗粒剂,是指将药物与适宜的辅料制成具有一定粒度的干燥颗粒状制剂。

颗粒剂与散剂一样,比表面积较大,吸湿性和风化性都比较显著,极易产生潮解、结块、变色、分解、霉变等质变现象,严重影响药品质量和用药的安全性。因此,颗粒剂的储存与散剂类似,应密封,置于干燥处储存,防止受潮。

3）散剂（附颗粒剂）的储存与养护实例

（1）达克宁胶剂（硝酸咪康唑散）（Miconazole Nitrate Powder）

【成分】本品每克含主要成分硝酸咪康唑 20 mg,辅料为滑石粉、微粉硅胶和氧化锌。

【性状】本品为白色粉末。

【类别】抗真菌药。皮肤科用药,主要用于真菌和酵母菌引起的指（趾）间癣与腹股沟癣、尿布疹。

【稳定性】①本品中的主要成分硝酸咪康唑为结晶性粉末,易吸潮,对光、热不敏感。②滑石粉吸附性强、易吸潮。③氧化锌能与空气中的二氧化碳反应。在正常压力下易升华、遇氧化剂（如氧气）易变质。因此,应注意密封储存、隔离空气。

【储存与养护】密封储存于阴凉、通风处;应注意与氧化剂分开存放。

（2）抗病毒颗粒（Antivival Granules）

【成分】主要成分为板蓝根、忍冬藤、山豆根、川射干、鱼腥草、重楼、贯众、白芷、青蒿。辅料为甘露醇、环拉酸钠。

【性状】本品为棕褐色颗粒,味甜、略苦。

【类别】清热解毒,用于病毒性感冒。

【稳定性】本品中的药物成分性质较为稳定,环拉酸钠易吸潮。因此,需注意密封、防潮储存。

【储存与养护】密封储存于干燥处。

任务 4.4　片剂的储存与养护

片剂是指药物与适宜的辅料混匀压制而成的圆片状或异形片状的固体制剂(图 4-3)。

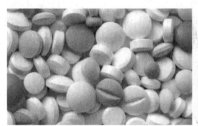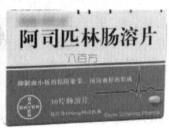

图 4-3　片剂

一般而言,片剂具有质量稳定,使用、携带、储存方便等优点。但在其储存养护过程中也有很多外界因素会影响到药品质量,如空气、温度、湿度、微生物、昆虫、日光和时间等。这些因素能互相影响和促进,加速药品变质。

片剂储存养护流程:验收片剂→符合质量规定入库→在库养护→合格出库。

4.4.1　片剂的质量变异现象

片剂中除含主药外,还加有一定的辅料(如淀粉)等赋形剂。在空气湿度较大时,淀粉等辅料易吸潮而使片剂产生松散、破碎、霉变等质变现象;温度和光线等因素也能使片剂出现变质、失效。在影响因素中,以湿度对片剂的影响最为严重。

1)变色

片剂在吸潮后容易出现氧化、分解、变色的质变现象。片剂的颜色变深、由白色变为黄色或其他颜色时,表明药品的质量发生了变化。包衣片受潮或长时间暴露于光线下,均能引起片剂表面色泽减退。如维生素 C 片、异烟肼片,受空气、光、热、潮湿等因素影响易发生变色。变色后的药物,可能出现毒性增加或效价降低,因此均不能再供药用。

2)粘连、溶(熔)化

部分片剂吸潮后容易出现粘连,甚至溶(熔)化。如复方甘草片,吸潮后颜色变黑、粘连成团;部分含糖分较多的片剂在吸潮、受热后,易发生溶(熔)化、粘连,如钙糖片吸潮、受热后易溶(熔)化、粘连。

3)霉变、虫蛀

由于包装密闭不严或储存不当等原因,片剂在温暖、潮湿的条件下,微生物和霉菌会很快繁殖,从而发生霉变。片剂在发生霉变的同时,还可能出现虫蛀的现象。如含蛋白质的甲状腺片、干酵母片等,吸潮后除了容易发生片剂松散、霉变外,还可能出现虫蛀、异臭;另外,某些化学药品的片剂,因在制片时添加了淀粉、糊精、糖等辅料,受潮后也可发生霉变、虫蛀。

4）裂片、松片

制片时，辅料（如黏合剂和湿润剂）用量不当或者药片露置空气过久，由于吸湿膨胀等原因均可能造成裂片（药片从腰间开裂或顶部脱落一层）和松片（将药片放在中指与食指间，用拇指轻轻加压即碎裂）。

5）析出结晶、挥发

某些片剂由于储存不当，吸潮后易分解、析出结晶，受热后易产生挥发现象。如含乙酰水杨酸的片剂吸潮后易分解、析出针状结晶，常黏附在药片表面或包装内壁上；薄荷喉片、清凉润喉片受热后易挥发，挥发出的蒸气遇冷又变成针状或絮状结晶析出，黏附在药片表面或包装内壁上。

4.4.2 片剂的质量验收

根据《中国药典》的规定：

（1）包装检查

外包装的名称、批号、包装数量等是否与药品的内容物相符合，包装封闭是否严密，片剂在容器中是否塞紧以及有无破漏、破损现象。印字应清晰、端正。

（2）一般压制片检查

形状一致，色泽均匀，片面光滑，无毛糙起孔现象；无附着细粉、颗粒；无杂质、污垢；有无变色、粘瓶、生霉、松片、裂片、异物斑点等现象。含有生药、动物脏器以及蛋白质类成分的片剂还应检查有无生虫、异臭等情况。

（3）包衣片检查

有无光泽改变、褪色、龟裂、粘连溶（熔）化、膨胀脱壳、出现花斑等 现象。对于主药性质不稳定易被氧化变色的包衣片，应按规定抽取一定数量的样品，用小刀切开，观察片心有无变色和出现花斑的情况。

（4）贵重片剂检查

还应抽查包装内装量是否符合规定。

（5）重量差异检查

抽查重量差异是否符合《中国药典》规定。取片剂20片，分别精密称定总重量，每片重量与标示片重相比较（无标示片重的片剂，与平均片重比较），按表4-2中的规定、超出重量差异限度的不得多于2片，并不得有1片超出装量差异限度1倍。

表4-2 片剂重量差异限度

标示片重或平均片重	重量差异限度
$m<0.3$ g	±7.5%
$m \geqslant 0.3$ g	±5%

（6）崩解时限检查

按照《中国药典》崩解时限检查法检查，应符合表4-3中的规定。

表 4-3 各种片剂的崩解时限

片剂(pH 6.8)	压制片	糖衣片	薄膜衣片	舌下片	泡腾片	中药浸膏片	肠溶片
崩解时限/min	15	60	30	5	5	60	60

4.4.3 片剂的储存养护及实例

1)片剂的储存与养护

一般而言,片剂应密封储存,防止受潮、霉变、变质。储存片剂的仓库,相对湿度以 60% ~ 70%为宜。梅雨季节或在南方潮热地区,相对湿度超过80%时,应注意采取防潮、防热措施。

片剂种类较多,不同种类的药品应注意采取不同的储存养护措施。

(1)包衣片(糖衣片、肠溶片)的储存养护

该类片剂较普通片剂而言,更易吸潮,在吸潮、受热后,容易出现包衣褪色,失去光泽、粘连、溶(熔)化等现象,甚至出现霉变、膨胀、脱壳等现象。因此,这类片剂应注意防潮、防热,应将其密闭储存于干燥、阴凉处。

(2)含片的储存养护

含片在吸潮、受热后较普通片剂而言,更易出现粘连、溶(熔)化、霉变等现象。因此,此类片剂应密封储存于干燥、阴凉处。

(3)含生药、生物脏器或蛋白质类药品的片剂的储存养护

这类片剂(如健胃片、甲状腺片、母片等),容易因吸潮而出现松散、霉变、虫蛀现象。因此,这类片剂应注意密封储存于干燥处。

(4)主药对光敏感的片剂的储存养护

主药对光敏感的片剂(如磺胺类片剂)遇光易分解、变质。因此,这类片剂应盛放于遮光容器(如棕色瓶)内,并注意避光保存。

(5)含有易挥发性药物的片剂的储存养护

这类片剂在受热后,其所含易挥发性的药物容易挥散,导致有效成分含量降低,从而影响药品的效用。因此,这类药品应注意密封、防热储存于阴凉处。

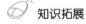 知识拓展

片剂的质量验收

(1)外观检查:大小一致,色泽均匀,无斑点、异物、麻面、粘连、发霉、结晶、飞边毛边、裂片松片,无虫蛀、异臭等。

(2)包装检查:包装完好、装量准确,封口严密,名称、批号、数量等相符,印字清晰端正。

(3)其他检查:质量差异检查,崩解时限检查,硬度检查,溶出度、释放度检查,含量均匀度检查,微生物限度检查,包衣片还需做片心检查。

---

2)片剂的储存与养护实例

（1）氯雷他定片（Loratadine Tablets）

【成分】本品每片含氯雷他定 10 mg，辅料为淀粉、蔗糖、碳酸氢钙、羧甲淀粉钠、硬脂酸镁。

【性状】本品为白色或类白色片剂。

【类别】抗变态反应用药。

【稳定性】本品中的氯雷他定、淀粉、蔗糖、羧甲淀粉钠易吸潮变质，碳酸氢钙易吸潮，遇光、受热或与空气中的二氧化碳接触易变质，从而影响药品质量。因此，本品应注意防潮、避光、密封。

【储存与养护】密封、避光储存于阴凉干燥处。

（2）复方对乙酰氨基酚片（Ⅱ）（Compound Paracetamol Tablets）（Ⅱ）

【成分】本品为复方制剂，每片含对乙酰氨基酚 250 mg，异丙安替比林 150 mg，无水咖啡因 50 mg。辅料为低取代羟丙纤维素、二氧化硅、硬脂酸镁、聚维酮、交联羧甲纤维素钠、淀粉、羟丙甲纤维素。

【性状】本品为白色片剂。

【类别】解热镇痛类药。用于发热、头痛、关节痛等。

【稳定性】①本品主要成分对乙酰氨基酚易吸潮、氧化而变质、变色。因此，应注意避光、密封储存。②本品含有的咖啡因、淀粉、聚维酮、羟丙甲纤维素等成分易吸潮。因此，应注意防潮。

【储存与养护】遮光、密封储存于干燥处。

任务 4.5　胶囊剂的储存与养护

胶囊剂是指将药物或加有辅料充填于空心胶囊或密封于软质囊材中所制成的固体制剂（图4-4），可分为硬胶囊、软胶囊、缓释胶囊、控释胶囊和肠溶胶囊，主要供内服，但也有药品是用于直肠、阴道等其他部位。填充的药物可为固体粉末或颗粒、液体或半固体。空胶囊的主要原料为明胶，近年来也有用甲基纤维素、淀粉等高分子材料制备胶囊，以改善胶囊的溶解和释药性能。

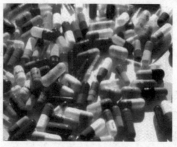

图 4-4　胶囊剂

胶囊剂储存养护流程:验收胶囊剂→符合质量规定入库→在库养护→合格出库。

4.5.1　胶囊剂的质量变异现象

1)黏软变形、膨胀、囊壁面浑浊失去光泽

在包装不严、储存不注意防潮、防热的情况下,胶囊剂会因吸潮、受热而出现黏软、膨胀、胶囊壁面浑浊失去光泽等现象,严重时甚至会霉变。

2)霉变,异臭

胶囊剂含有生药、生物脏器、蛋白质等成分的胶囊剂,吸潮、受热后,容易产生黏软变形、虫蛀、霉变,异臭等质变现象,严重损坏药品质量。

3)脆裂漏粉

硬胶囊生产时由于过于干燥和囊内填充物过多、运输过程中发生剧烈运动、储存时空气湿度过低或过于干燥等,均可导致其出现胶囊壳脆裂、囊内填充的粉末泄漏。

4)囊液溢漏、变质

软胶囊若生产不当或受温湿度等因素影响,则可能会导致囊内的液体溢漏,使软胶囊受到污染、发生氧化而变质。

4.5.2　胶囊剂的质量验收

根据《中国药典》的规定:

①查胶囊表面是否光滑清洁;有无斑点、膨胀、发黏、变硬、变形、发霉及异物黏着等情况;有无漏粉或漏液等现象。检查漏粉的简单方法是用手轻敲瓶子,看瓶底部有无细粉出现,如有细粉出现,则为漏粉。

②仔细检查胶囊的大小、粗细是否一致均匀。带色胶囊色泽是否均匀,有无褪色、变色现象。

③查胶囊有无沙眼、虫眼。

④生药或生物脏器制剂的胶囊剂应特别注意有无生霉、虫蛀等现象。

⑤贵重药品的胶囊可抽验药品的装量是否符合规定。

⑥检查外包装的名称、批号、包装数量等是否与药品的内容物相符合,包装封闭是否严密,有无破漏、破损现象。印字应清晰、端正。

⑦装量差异检查:取供试品20粒,分别精密称定重量后,倾出内容物(不得损失囊壳);硬胶囊用小刷或其他适宜用具拭净,软胶囊用乙醚等易挥发性溶剂洗净,置通风处使溶剂自然挥尽;再分别精密称定囊壳重量,求出每粒内容物的装量与平均装量。每粒的装量与平均装量相比较,超出装量差异限度的胶囊不得多于2粒,并不得有1粒超出限度1倍(表4-4)。

表4-4　胶囊剂重量差异限度

平均装量或标示装量	装量差异限度
$m<0.3$ g	±10%
$m\geqslant0.3$ g	±7.5%（中药±10%）

4.5.3 胶囊剂的储存养护及实例

1）胶囊剂的储存与养护

一般而言,胶囊剂的储存与养护应以防潮、防热为主,可密封储存于玻璃容器内,存放于干燥、阴凉处或在瓶内放入少量无水氯化钙等干燥剂防潮。温度不得高于30 ℃,相对湿度应保持在70%左右,防止受潮、霉变。若遇胶囊剂轻微受潮而未变质时,可在容器内放入少量无水氯化钙等干燥剂吸潮。胶囊剂不宜久储,1年左右应检查一次其溶出度。

不同的胶囊剂所含的主药不同,因此,在进行胶囊剂的储存与养护时,应结合考虑各种主药的特性。

（1）对光敏感的胶囊剂的储存与养护

对光敏感的胶囊剂,应注意避光储存于干燥阴凉处,防止主药遇光变质、影响药品质量。

（2）含有生药、生物脏器、蛋白质等成分的胶囊剂的储存与养护

含有生药、生物脏器、蛋白质等成分的胶囊剂,如力勃隆胶囊、复方胚宝胶囊、蜂王浆胶囊等,吸潮、受热后易霉变、生虫、发臭,较之普通胶囊剂,更应注意密封、防潮、防热,应将其储存于干燥阴凉处。

（3）抗生素类胶囊剂的储存与养护

苯唑青霉素钠胶囊、乙氧萘青霉素钠胶囊等抗菌类药品,在吸潮、受热后易导致效价下降、毒性增加。因此,应特别注意密封于干燥凉暗处保存。另外,抗菌素类胶囊一般都有"效期"规定,应按照"先产先出,近期先出"的原则出库。

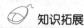 知识拓展

胶囊剂的质量验收

（1）外观检查:整洁,大小一致,无异臭,无黏结、变形、渗漏或囊壳破裂等现象,囊壳无变质,无霉变、生虫等。

（2）包装检查:包装等检查应符合要求。

（3）其他检查:装量差异检查,崩解时限检查。

2）胶囊剂的储存与养护实例

（1）诺氟沙星胶囊（Norfloxacin Capsules）

【成分】本品主要成分为诺氟沙星。

【性状】本品内容物为白色至淡黄色颗粒或粉末，无臭，味微苦。

【储存与养护】避光、密封储存于干燥阴凉处。同时，应注意检查其生产日期和有效期。

（2）维生素E软胶囊（Vitamin ESoft Capsules）

【成分】本品主要成分是维生素E。

【性状】本品为淡黄色透明胶丸，其内容物为淡黄色至黄色的油状液体。

【类别】维生素类药物。补充维生素E。

【稳定性】本品内容物维生素E为脂溶性油状液体，对热不敏感，对氧敏感。因此，应密封隔离空气储存；同时，本品为软胶囊剂，受热、吸潮后易发生粘连、膨胀，甚至溢漏、变质。因此，应注意防热、防潮。

【储存与养护】密封、避光储存于阴凉干燥处。

任务4.6　注射剂的储存与养护

注射剂是指药物与适宜的溶剂或分散介质制成的注入体内的溶液、乳状液或混悬液及供临用前配制或稀释成溶液或混悬液的粉末或浓溶液的无菌制剂（图4-5）。包括注射液、注射用无菌粉末与注射用浓溶液。

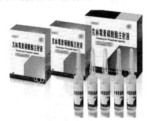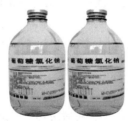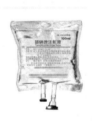

图4-5　注射剂

注射剂按分散系统可分为溶液型注射剂、混悬型注射剂、乳剂型注射剂及注射用无菌粉末；按用药途径可分为肌内注射剂、静脉注射剂、脊椎腔注射剂、皮下注射剂、皮内注射剂、动脉内注射剂、穴位注射剂、心内注射剂等。

一般而言，注射剂的内容物——药液或粉末是密封于特制的容器中，与外界空气隔绝，并且在生产时经过了灭菌处理或无菌操作。因此，比其他液体制剂容易储存。

注射剂储存养护流程：验收注射剂→符合质量规定入库→在库养护→合格出库。

4.6.1　注射剂的质量变异现象

不同内容物的注射剂会因为受到氧气、光线、温度、重金属离子等因素的影响而出现质量变异，注射剂常见的质量变异现象有变色、霉变、析出晶体、沉淀、脱片、白点、白块、冻结、结块、萎缩。

1）变色

某些注射剂生产时需注入惰性气体（如氮气）来排除溶液中、安瓿空隙内空气中的氧气，或加入抗氧化剂等附加剂以使制剂稳定、无菌。但如果操作时未能排尽空气或未能均匀灭菌，或储存养护不当，则可能导致注射剂因氧化分解作用而出现色泽不均、变色的现象。

2）霉变

由于灭菌不彻底，或安瓿有裂缝、熔封不严密，或铝盖松动等原因，易导致溶液型注射剂在储存养护过程中出现悬浮物或絮状沉淀物等霉变现象。

3）析出晶体、沉淀

析出晶体并不一定代表药品质量已经变质，部分注射剂（如葡萄糖酸钙注射剂）在久储后会出现结晶。部分注射剂在遇冷的情况下，也会析出晶体，这些结晶在一定情况（如热水加温）下是可以还原的；而有的结晶或沉淀不属于以上情况，是由于药品本身已经分解变质导致的，则这类注射剂不能再供药用。

4）脱片

注射剂的安瓿若质量太差，药品久储、温度较高时，部分注射剂（如氯化钙注射液）容易出现玻璃屑，使溶液出现脱片和浑浊的现象。因此，在储存注射剂时应使用含钡、锆等硬质中性玻璃安瓿，并且应注意防热，防止久储。

5）白点、白块

某些注射剂在生产过程中由于用到钙盐或钠盐等原材料、过滤不完全、安瓿本身质量较差、安瓿未洗干净、溶媒及药品吸收了二氧化碳等原因，均可能导致注射剂出现小白点或小白块，如果储存时间过长，甚至会出现注射剂浑浊、沉淀等质变现象。

6）冻结

温度过低容易导致含水溶媒的注射剂出现冻结现象。通常情况下，浓度越低的注射剂越容易出现冻结。

7）结块、萎缩

如果注射剂的盛装容器未彻底干燥、容器密封不严密、遇光或温度较高时均可能导致注射用无菌粉末型注射剂出现结块、变色、粘瓶、溶（熔）化、萎缩等现象。

另外，光线、温度等外界因素也可能会使注射剂水解、氧化、聚合或差向异构，从而发生变质、失效。

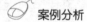 案例分析

青霉素钠粉针剂的储存，由于影响青霉素钠的稳定性因素主要是水分、温度和 pH，因此在储存和使用该药品时，应该怎样保证其质量？

音频 4.2　青霉素钠粉针剂的储存要求

4.6.2　注射剂的质量验收

根据《中国药典》的规定：

（1）澄清度检查

生产厂家在注射剂出厂时，按规定每批逐支都进行了澄清度检查，但考虑到可能漏检，在运输或储存过程中可能发生澄清度变化，因此在入库验收时要进行澄清度检查。检查的方法和条件以及判断结果都必须按照《中国药典》规定的方法进行，一般的注射剂在黑色背景下、照度为 1 000 lx 的伞棚灯下，用眼睛以水平方向检视，应符合《中国药典》的规定。

（2）可见异物检查

可见异物的检查方法一般用灯检法，检查装置、检查人员条件、检查法、结果判定均应按规定进行。

（3）外观性状检查

安瓿的身长、身粗、丝粗、丝全长等符合规定；外观无歪丝、歪底、色泽、麻点、砂粒、疙瘩、细缝、油污及铁锈粉色等。液体注射剂检查应无变色、沉淀、生霉等现象；带色的注射剂应检查同一包装内有无颜色深浅不均的情况；若有结晶析出，检查经加温后是否可以溶化；安瓿是否漏气及有无爆裂。大输液或血浆代用品应检查瓶塞、铝盖的严密性及瓶壁有无裂纹等。混悬型注射剂应检查有无颗粒粗细不均或分层现象，若有分层现象经振摇后观察是否均匀混悬。注射用粉针应检查药粉是否疏散，色泽是否一致，有无变色、粘连、结块等现象。如为圆柱形瓶装，应检查瓶盖瓶塞的严密性，有无松动现象。

（4）装量检查

①注射液及注射用浓溶液：取供试品，开启时注意避免损失，将内容物分别用相应体积的干燥注射器及注射针头抽尽，然后注入经标化的量入式量筒内（待测体积至少占其额定体积的40%），在室温下检视。测定油溶液或悬浮液的装量时，应先加温摇匀，按前法操作后，放冷，检视。应符合表 4-5 中的有关规定。

表 4-5　注射液及注射用浓溶液装量差异限度

标示装量/mL	供试品数量/支	装量差异限度
≤2	5	每支的装量不得少于标示装量
2~50	3	每支的装量不得少于标示装量
>50	3	平均装量不少于标示装量，但每支的装量均不得少于标示装量的97%

②注射用无菌粉剂：取供试品 5 瓶（支），除去标签、铝盖，容器外壁用乙醇擦净，干燥，开启时注意避免玻璃屑等异物落入容器内，分别迅速精密称定，倾出内容物，容器用水或乙醇洗净，在适宜条件下干燥后，再分别精密称定每一容器的重量，求出每一瓶（支）的装量与平均装量。每瓶（支）的装量与平均装量相比较，应符合表 4-6 中的有关规定，如有 1 瓶（支）不符，应另取 10 瓶（支）复测，应符合规定。

表 4-6   注射用无菌粉剂装量差异限度

平均装量或标示装量	装量差异限度
$m \leqslant 0.5$ g	±15%
0.05 g$<m \leqslant 0.15$ g	±10%
0.15 g$<m \leqslant 0.50$ g	±7%
0.50 g$<m$	±5%

4.6.3   注射剂的储存养护及实例

1）注射剂的储存与养护

一般而言,注射剂应遮光储存,并根据药品的理化性质、溶液和包装容器的特性采取适宜的储存与养护方法。

（1）遇光和热易变质的注射剂的储存与养护

如盐酸氯丙嗪、肾上腺素、维生素类等遇光易变质的注射剂,应注意遮光密封储存,尤其需防止紫外光的照射。生物制品、抗菌素类注射剂、脏器制剂或酶类等遇热易变质的注射剂,大部分都有"效期"规定。因此,除应按规定的温度条件储存养护外,还应注意"先产先出、近期先出",在炎热季节应加强检查。

①生物制品的储存与养护。具蛋白质性质的注射剂如破伤风抗毒素、白喉抗毒素、人血白蛋白等,一般都怕热、怕光,有的还怕冻。因此,最适宜的储存条件为 2~8 ℃避光保存。除冻干制品外,一般不能在 0 ℃以下条件储存,否则会因冻结而造成蛋白质变性,可能出现絮状沉淀或悬浮物,不可再供药用。

②抗菌素类注射剂的储存与养护。这类注射剂的性质一般都不太稳定,遇热后易分解,效价降低。因此,应避光储存于凉处,并注意"先产先出、近期先出"。对于胶塞铝盖小瓶包装的粉针剂,还应注意防潮,避光储存于干燥、阴凉处。

③脏器制剂或酶类注射剂的储存与养护。垂体后叶注射液、催产素注射液、注射用玻璃酸酶、注射用辅酶 A 类等注射剂易在温度、光线的影响下出现蛋白质变性。因此,应避光储存于凉暗处。三磷酸腺苷二钠、细胞色素 C、胰岛素等受热特别不稳定的注射剂,应储存于 2~10 ℃的冷暗处。但储存温度不宜过低,以免出现冻结、变性而降低药效。

④钙、钠盐类法注射液的储存与养护。氯化钠、乳酸钠、枸橼酸钠、水杨酸钠、碘化钙、碳酸氢钠及氯化钙、溴化钙、葡萄糖酸钙等注射剂,储存时间过长,药液易侵蚀玻璃(尤其是质量较差的安瓿玻璃)而发生脱片、浑浊(多量小白点)等现象。因此,这类注射剂应加强对制剂澄明度的检查,不宜久储。同时应注意生产日期和有效期,"先产先出、近期先出"。

（2）水溶液注射剂的储存与养护

水溶液注射剂以水为溶媒。因此,在低温下易冻结,冻结后体积膨胀,往往使容器破裂,或发生冻结、结块、浑浊等质量变异,不可再供药用。因此,水溶液注射剂在冬季应注意防冻,库房温度应在 0 ℃以上,但浓度较大的注射剂冰点较低。如25%及50%葡萄糖一般在零下11~13 ℃才发生冻结。因此,各地应结合当地温度情况适当调整仓库温度。

大输液、代血浆等大体积的水溶液注射剂,冬季应注意防冻。在运输过程中不得横卧倒置。另外,在储存、搬运过程中,也不可扭动、挤压或碰撞瓶塞,以免漏气,造成污染。在储存中应分批号"先产先出"。

(3)油溶液注射剂的储存与养护

油溶液注射剂的溶媒是植物油,所含不饱和脂肪酸在遇到日光、空气、高温时,其颜色会逐渐变深,发生氧化、酸败。因此,这类注射剂一般都应避光、防热储存。另外,油溶液注射剂在低温下也会出现凝冻现象,但不会冻裂容器,解冻后仍能成澄明的油溶液或均匀混悬液,因此不必防冻。

(4)其他溶媒注射剂的储存与养护

溶媒为乙醇、丙二醇、甘油或它们的混合液的注射剂,如洋地黄毒苷注射液、氯霉素注射液、氢化可的松注射液等,在储存过程中见光或受热易分解、失效。应将其避光储存于凉处,并注意"先产先出、近期先出"。

(5)注射用无菌粉末的储存与养护

注射用无菌粉末目前常有胶塞铝盖小瓶装和橡皮塞外轧铝盖再烫蜡的安瓿装。胶塞铝盖小瓶装的注射用无菌粉末在储存过程中应注意防潮、不得倒置(防止药物与橡皮塞长时间接触而使药品污染、变质)、注意"效期"的规定、注意"先产先出,近期先出";安瓿装的注射用无菌粉末多是熔封的,不易受潮,一般比小瓶装的更为稳定。因此,对于安瓿装的注射用无菌粉末的储存养护,主要是根据药物本身的性质,但也应注意检查安瓿有无裂纹、冷爆等现象。

 知识拓展

注射剂的质量验收

(1)外观检查:色泽均匀一致,澄清度检查符合规定,无变色、浑浊、长霉等现象。

(2)包装检查:安瓿等容器、封口、印字的检查,名称、规格、批号、数量等相符,包装完好。

(3)其他检查:装量检查、装量差异检查、可见异物检查、不溶性微粒检查和无菌检查。

---

2)注射剂的储存与养护实例

(1)尼莫地平注射液(Nimodipine lnjection)

【成分】本品主要成分为尼莫地平。

【性状】本品为几乎无色的澄明液体。

【类别】钙通道阻滞药,并有抑制血小板聚集、抗血栓形成的作用。防治蜘蛛网膜下腔出血引起的脑血管痉挛及缺血性脑血管疾病。

【稳定性】①本品中的主要成分尼莫地平遇光易变质,因此应避光储存。②其溶媒为乙醇,不易冻结。因此,无须防冻。③本品多为胶塞铝盖包装,易吸潮,长时间倒置可能导致污染变质。因此,应注意防潮,不得倒置。

【储存与养护】①本品应遮光、密封储存。从包装箱中取出尼莫地平注射液后,应保存在25 ℃以下,并避免日光直射。②注意防潮,不得倒置;注意"效期"的规定及"先产先出,近期先出"。

(2)碳酸氢钠注射液(Sodium Bicarbonate Injection)

【成分】本品为碳酸氢钠的灭菌水溶液。含碳酸氢钠应为标示量的95.0%~105.0%。

【性状】本品为无色的澄明液体。

【类别】抗酸药。可用于治疗代谢性酸中毒、碱化尿液,作为制酸药,治疗胃酸过多引起的症状等。

【稳定性】①本品为水溶媒的注射剂,温度过低时,易冻结。因此,应注意防冻。②本品主要成分碳酸氢钠遇光、受热易分解、变质。因此,应注意避光、防热储存。③本品多为胶塞铝盖包装,易吸潮,长时间倒置可能导致污染变质,因此,应注意防潮、不得倒置。

【储存与养护】①本品应避光密闭储存于干燥处,注意防冻、防热,不得倒置。②注意"效期"的规定及"先产先出,近期先出"。

任务 4.7　糖浆剂的储存与养护

糖浆剂是指含有药物的浓蔗糖水溶液,供口服用。糖浆剂包括单糖浆、药用糖浆和芳香糖浆。单糖浆为蔗糖的近饱和水溶液(图 4-6)。

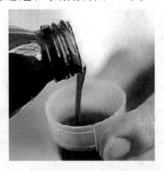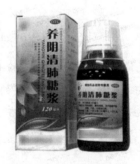

图 4-6　糖浆剂

《中国药典》规定,糖浆剂含蔗糖量应不低于 45%(g/mL);除另有规定外,糖浆剂应澄清。在储存中不得有霉变、酸败,产生气体或其他质变现象。糖浆剂应密封,在不超过 30 ℃处储存。

糖浆剂储存养护流程:验收糖浆剂→符合质量规定入库→在库养护→合格出库。

4.7.1　糖浆剂的质量变异现象

1) 霉变

引起糖浆剂霉变或发酵的主要原因有以下几点：

（1）蔗糖质量不符合药用要求

蔗糖中转化糖含量超过规定，或蔗糖过湿，或杂质较多。

（2）生产过程及制备方法不符合要求

生产车间防范微生物污染的措施不适宜或空气中的霉菌、酵母菌等超标带入制剂中，均可造成糖浆剂的霉变或发酵。另外，灌封过程中被液体外流污染容器壁或用未经冷却的热糖浆填充，或未及时用灭菌干燥的瓶塞妥善密塞后即直立存放等，均可引起霉变。

（3）包装不善

糖浆剂包装的瓶子及塞子由于干燥不够，消毒不彻底，或封口不严接触水蒸气，糖浆被稀释或污染，可导致霉变或发酵。

（4）含糖浓度较低

通常情况下，接近饱和浓度（78%～85%，g/mL）的蔗糖溶液很稳定，含糖量高，渗透压大，能吸取菌体内水分，微生物不宜生长，本身具有防腐作用。浓度低的糖浆剂，含糖量比较低，为细菌的良好培养基，容易滋生微生物。若防腐剂的选择和用量不适当，则易霉变或发酵。

（5）储存的温度、光线的影响

储存温度过高，糖浆剂中的水分蒸发，冷后水蒸气凝结为水而留在糖浆上部，致使表面浓度变稀，而易霉变或发酵；转化糖较多时易引起发酵变质。储存温度过低，糖浆易析出结晶，致使表面含糖量降低，也易使微生物生长繁殖。此外，光线能促进蔗糖水解而加速其变质。

2) 沉淀

糖浆剂在储存过程中可出现不同程度的沉淀，其主要原因如下：

（1）蔗糖质量不符合药用要求

蔗糖原料混入大量可溶性杂质，与黏度较大的糖液一起通过过滤器。在储存过程中，高分子胶态杂质粒子逐渐集聚，形成固体粒子而呈现浑浊或沉淀。这种沉淀一般在久储后出现。

（2）含浸出制剂的糖浆

糖浆剂所用的浸出浓缩物、流浸膏、浸膏和酊剂等原料，一般都是用乙醇或水为溶剂浸制的。这些浸出物中都有不同程度的高分子杂质，呈不稳定的胶体状态而存在。所以在糖浆剂中，由于溶剂的改变会逐渐析出。

（3）配伍不当

糖浆剂的处方组成中有时因配伍禁忌，导致沉淀出现。

3) 酸败和产生气体

含糖浓度低的糖浆剂，容易繁殖微生物，其新陈代谢产物将糖逐渐分解，致使糖浆剂酸败产生大量气体，并出现浑浊、变酸、瓶塞胀出等现象。

4)变色

变色多出现于有色糖浆,主要是由于色素本身起了变化。此外,糖浆剂(特别是酸性糖浆)在生产时加热过久或储存温度过高,由于转化糖量的增加亦会使糖浆剂颜色变深。

4.7.2　糖浆剂的质量验收

根据《中国药典》的规定:

①检查包装容器封口是否严密,有无渗漏液现象;瓶外是否清洁,有无黏结现象,有无未擦净的糖浆痕迹。

②对光检视糖浆是否澄清,应无浑浊、沉淀;有无糖结晶析出;同一批号的糖浆其色泽是否一致,有无变色、褪色现象;有无杂质异物。

③检查有无生霉、发酵。必要时开瓶尝闻,闻有无因霉变引起的异臭、异味。

④装量检查:单剂量灌装的糖浆剂应做装量检查。取供试品 5 瓶,将内容物分别倒入经标化的干燥量入式量筒内,在室温下检视,每瓶装量与标示装量相比较,少于标示装量的应不多于 1 瓶,并不得少于标示装量的95%。

4.7.3　糖浆剂的储存养护及实例

1)糖浆剂的储存与养护

(1)糖浆剂的一般储存方法

糖浆剂应密封,在不超过 30 ℃处储存。水分、热、光线可使糖浆剂发生质量变异,如霉变、酸败、产生气体等。

(2)糖浆剂的防霉变措施

①含糖量 80%以上的糖浆剂具有良好的防腐作用;微生物不易繁殖。但如果久储或低温储存,则糖浆剂易析出结晶,影响糖浆剂的澄明度,故高浓度糖浆剂应注意密封保存。

②含糖浓度低的糖浆剂虽然加有防腐剂,仍易滋生微生物。在储存养护期间,如糖浆剂包装不严、受热或被污染,则易出现霉变、发酵等质变现象。有时发酵产生的二氧化碳气体较多、受热膨胀,可使容器爆破。

糖浆剂的储存养护关键是防止糖浆霉变,其主要措施应以防热、防污染为主。如炎热季节温度较高,应置阴凉通风处储存,或采取降温措施;梅雨季节需加强养护和检查,防止因封口不严出现霉变现象的发生。此外,应掌握"先产先出、近期先出"加速流通,不宜久储。

(3)糖浆剂沉淀的处理

含浸出制剂的糖浆剂,在储存过程中会出现浑浊或沉淀。如含少量沉淀物,摇匀后能均匀分散者,则仍可供药用。若糖浆剂变质产生浑浊、沉淀,则不可再供药用。

(4)糖浆剂的防冻措施

符合《药品经营质量管理规范》要求的药品仓库和零售药店一般不会出现糖浆剂的冻结现象。冬季在极其寒冷的地区,含糖量较低的糖浆易发生冻结。冻结的糖浆剂一般呈疏松凝冻状态,质地松软,但没有包装破裂现象。放置室温中即可自行全部解冻,无蔗糖析出的不溶现象,澄明度不变。含糖量在 60% 以上的糖浆剂一般可不防冻,个别特冷地区可根据情况决定;含糖量 60% 以下的糖浆,则应根据处方及各地气温情况考虑是否需要防冻。

(5)不能药用的情形

①霉变、酸败。

②出现大量浑浊、沉淀、杂质异物,且沉淀物系无效物质或对病人用药不利。

③包装出现渗漏现象,瓶外有糖浆痕迹者。

 知识拓展

糖浆剂的质量验收

(1)外观检查:色泽均匀,无可见异物,无发霉、酸败、产生气体等现象。

(2)包装检查:包装等符合要求,渗漏检查合格。

(3)其他检查:装量检查,微生物限度检查。

---

2)糖浆剂的储存与养护实例

(1)单糖浆(Simple Syrup)

【成分】本品为蔗糖的近饱和水溶液。

【性状】本品为无色至淡黄白色的浓厚液体,味甜。

【类别】药用辅料、矫味剂和黏合剂等。

【稳定性】①本品为高浓度的蔗糖近饱和溶液,有良好的防腐作用,不易霉败,性质稳定。若封口不严、受热或被微生物污染,仍有可能生霉、发酵。②本品遇热易发酸变质。

【储存与养护】①密封,在 30 ℃ 以下遮光保存。②梅雨、炎热季节应加强养护和检查,防止霉变、发酵。

(2)可愈糖浆(Codeine and Guaifenesin Syrup)

【成分】本品为复方制剂,其成分为愈创木酚甘油醚、磷酸可待因。

【性状】橙红色的浓厚液体,带调味剂的芳香气味。

【类别】祛痰镇咳药,用于感冒所引起的咳嗽多痰。

【稳定性】含糖量为 48%(g/mL),储存不当可引起霉变、发酵。

【储存与养护】①应遮光、密闭保存。②本品有效期为 1 年,注意"先产先出"和"近期先出"。③梅雨、炎热季节应加强养护和检查,防止霉变、发酵。

(3)葡萄糖酸亚铁糖浆(Ferrous Gluconate Syrup)

【成分】本品主要成分是葡萄糖酸亚铁。辅料为:蔗糖、柠檬酸、食用香精、蒸馏水、苯甲酸钠。

【性状】淡黄棕色澄清的浓厚液体,带调味剂的芳香气味,味酸甜。

【类别】抗贫血药。用于小儿缺铁性贫血的治疗。

【稳定性】本品主药一般为灰绿色或微黄色,在储存过程中受空气中氧的影响,易氧化使颜色变深,光照会加速变化而变质。

【储存与养护】遮光、密闭于干燥处储存。

任务 4.8　栓剂的储存与养护

栓剂是指药物与适宜的基质制成供腔道给药的固体制剂,因施用腔道的不同,分为直肠栓、阴道栓和尿道栓(图4-7)。直肠栓为鱼雷形、圆锥形或圆柱形等;阴道栓为鸭嘴形、球形或卵形等;尿道栓一般为棒状。栓剂还分为普通栓和持续释药的缓释栓。

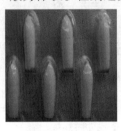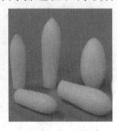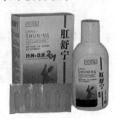

图 4-7　栓剂

栓剂常用基质可分为半合成脂肪酸甘油酯、可可豆脂、聚氧乙烯硬脂酸酯、聚氧乙烯山梨聚糖脂肪酸酯、氢化植物油、甘油明胶、泊洛沙姆、聚乙二醇类或其他适宜物质。

除另有规定外,应在 30 ℃以下密闭储存,防止因受热、受潮而变形、发霉、变质。

栓剂储存养护流程:验收栓剂→符合质量规定入库→在库养护→合格出库。

4.8.1　栓剂的质量变异现象

1) 软化变形

由于基质的影响,栓剂在遇热、受潮后均能引起软化变形或熔化走油,严重者不能药用。

2) 腐败

栓剂久储或密闭不严并受热、光、氧及水分等外界因素影响,基质易酸败而产生刺激性;或因栓剂受微生物污染、繁殖而致腐败变质。

3) 出汗

水溶性基质的栓剂,引湿性强,吸潮后表面附有水珠,俗称出汗。如甘油明胶栓。

4) 干化

因久储或气候过于干燥,栓剂基质中的水分蒸发,出现干化现象,表现为栓剂表面凹凸不平,且颜色深浅不一。

5) 外观不透明

因制备不当或储存中受潮吸水,水溶性基质的栓剂外表浑浊泛白呈不透明现象。

6) 变色

栓剂中的成分因久储,受到外界氧、热、水分等因素的影响,发生氧化反应,出现变色。

4.8.2　栓剂的质量验收

根据《中国药典》的规定：

（1）包装检查

检查栓剂包装是否符合质量要求。栓剂单个用防潮材料如蜡纸或锡箔等包裹并应存放于衬有防潮蜡纸的硬质盒内。含水溶性基质的栓剂应存放于琉璃管或塑料管内，保持干燥独立。外包装的名称、批号、包装数量等是否与药品的内容物相符合，包装封闭是否严密，有无破漏、破损现象。印字应清晰、端正。

（2）外观检查

在入库验收时，要特别注意栓剂应无溶化走油现象，无干裂、软化、酸败、腐败等不良现象。

（3）重量差异检查

取栓剂10粒，精密称定总重量，求得平均粒重后，再分别精密称定各粒的重量。每粒重量与平均粒重相比较（凡有标示粒重的栓剂，每粒重量与标示粒重相比较），栓剂重量差异的限度应符合表4-7中规定。超出限度的药粒不得多于1粒，并不得超出限度1倍。

表 4-7　栓剂重量差异限度

平均重量	重量差异限度
$m \leqslant 1.0$ g	±10%
1.0 g$<m \leqslant 3.0$ g	±7.5%
$m>3.0$ g	±5%

4.8.3　栓剂的储存养护及实例

1）栓剂的储存与养护

（1）栓剂的一般储存方法

①30 ℃以下密闭储存，避免重压，并且不宜久储，以免酸败、变质。

②因栓剂为体腔内用药，储存中应注意清洁卫生，防止微生物的污染。

③水溶性基质栓剂引湿性强，吸潮后易变不透明并有"出汗"现象，气候干燥时又易干化变硬，故应密闭，凉处储存。

④对受热易熔化、遇光易变色的栓剂，如聚维酮碘栓，应遮光、密封储存。

（2）不能药用的情形

①软化变形。

②有明显的花纹和斑点，色泽不一致。

③明显干化或外观不透明。

④酸败、霉变、变色。

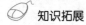

知识拓展

栓剂的质量验收

（1）外观检查：外形完整光滑、色泽均匀一致，硬度适宜，无软化、变形、干裂等现象，无明显融化、走油、出汗现象，无酸败、霉变等。

（2）包装检查：包装等检查应符合要求。

（3）其他检查：质量差异检查、融变时限检查、微生物限度检查。

2）栓剂的储存与养护实例

（1）吲哚美辛栓（Indometacin Suppositories）

【成分】本品含吲哚美辛应为标示量的90%～110%。

【性状】本品为脂肪性基质制成的白色至淡黄色栓剂。

【类别】解热镇痛非甾体抗炎药。

【稳定性】①本品在空气中稳定，但对光线敏感，易氧化变色；吸潮后水解的产物进一步氧化，颜色加深，变成黄色至棕色。②本品用半合成椰子油作基质，储存时较不易变质，但遇热易软化变形，甚至熔化。

【储存与养护】①应避光、密封，在25 ℃以下保存。②避免重压，不宜久储。

（2）卡前列甲酯栓（Carboprost Methylate Suppositories）

【成分】本品含卡前列甲酯应为标示量的90%～110%。

【性状】本品为乳白色至淡黄色栓剂。

【类别】前列腺素类药。

【稳定性】①本品为具有旋光性的酯类药物，易受光、热等外界因素影响发生差向异构，受潮、吸水会导致该药物水解。②本品系用脂肪性基质制备的栓剂，遇热易软化变形，甚至融化。

【储存与养护】①遮光、密闭，低温（低于-5 ℃）保存。②避免重压，不宜久储。

（3）甲硝唑栓（Metronidazole Suppositories）

【成分】本品含甲硝唑应为标示量的93%～107%。

【性状】本品为乳白色至淡黄色脂溶性栓剂。

【类别】抗厌氧菌药、抗滴虫药。

【稳定性】①本品为脂肪性基质香果脂制成的栓剂，熔点为30～34 ℃，遇热易软化变形。②本品久储或受微生物污染，易发生酸败或腐败变质。

【储存与养护】①遮光、密封在30 ℃以下保存。②避免重压，不宜久储。

（4）甘油栓（Glycerol Suppositories）

【成分】本品每粒主要成分含甘油1.82 g，由硬脂酸钠作为硬化剂，吸收甘油而制成。

【性状】本品为无色或几乎无色的透明或半透明栓剂。

【类别】润滑性泻药。

【稳定性】本品由甘油、硬脂酸钠制成,受热容易软化变形,吸潮后变成不透明,久置干燥空气中易干化。

【储存与养护】①应密封,在30 ℃以下保存,并注意防潮,不宜久储。②通常情况下,不应拆开包装用纸或启开瓶塞,以免污染。

任务 4.9 软膏剂、乳膏剂、糊剂和眼用半固体制剂的储存与养护

软膏剂是指药物与油脂性或水溶性基质混合制成的均匀半固体外用制剂(图 4-8)。因药物在基质中分散状态不同,有溶液型软膏剂和混悬型软膏剂之分。溶液型软膏剂为药物溶解(或共熔)于基质或基质组分中制成的软膏剂;混悬型软膏剂为药物细粉均匀分散于基质中制成的软膏剂。

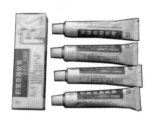
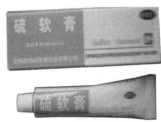

图 4-8 软膏剂

乳膏剂是指药物溶解或分散于乳状液型基质中形成均匀的半固体外用制剂(图 4-9)。乳膏剂由于基质不同,可分为水包油型乳膏剂和油包水型乳膏剂。

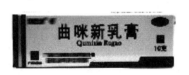
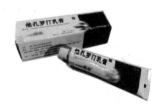

图 4-9 乳膏剂

糊剂是指大量的固体粉末(一般 25%以上)均匀地分散在适宜的基质中所组成的半固体外用制剂。可分为单相含水凝胶性糊剂和脂肪糊剂。

眼用半固体制剂包括眼膏剂、眼用乳膏剂和眼用凝胶剂。眼膏剂是指由药物与适宜基质均匀混合,制成无菌溶液型或混悬型膏状的眼用半固体制剂。眼用乳膏剂是指由药物与适宜基质均匀混合,制成无菌乳膏状的眼用半固体制剂。眼用凝胶剂是指由药物与适宜辅料制成无菌凝胶状的眼用半固体制剂(图 4-10)。

软膏剂、乳膏剂、糊剂等的储存养护方法基本相同,以软膏剂为例进行阐述。

软膏剂储存养护流程:验收软膏剂→符合质量规定入库→在库养护→合格出库。

①软膏剂、乳膏剂、糊剂基质应均匀、细腻,涂于皮肤或黏膜上应无刺激性。混悬型软膏剂

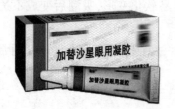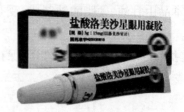

图 4-10　眼用凝胶

中不溶性固体药物及糊剂的固体成分,均应预先用适宜的方法磨成细粉,确保粒度符合规定。

②软膏剂、乳膏剂根据需要可加入保湿剂、防腐剂、增稠剂、抗氧剂及透皮促进剂。

③软膏剂、乳膏剂应具有适当的黏稠度,糊剂稠度一般较大。但均应易涂布于皮肤或黏膜上,不融化,黏稠度随季节变化应很小。

④软膏剂、乳膏剂、糊剂应无酸败、异臭、变色、变硬,乳膏剂不能有油水分离及胀气现象。

⑤除另有规定外,软膏剂、糊剂应遮光密闭储存;乳膏剂应密封,置 25 ℃以下储存,不得冷冻。

眼用半固体制剂基质应过滤并无菌,不溶性药物应预先制成极细粉。眼膏剂、眼用乳膏剂和眼用凝胶剂应均匀、细腻、无刺激性,并易于涂布于眼部,便于药物分散和吸收。除另行规定外,每个容器的装量应不超过 5 g,眼用制剂应遮光密封保存。

4.9.1　软膏剂等的质量变异现象

软膏剂在储存过程中发生变化时常有下列变异现象:酸败、流油、发硬、分离、生霉、氧化或还原变质、颜色改变。植物油或脂肪性基质制成的软膏,容易产生酸败现象;储存温度过高,软膏易流油;储存温度太低,软膏易发硬;不溶性药物制成的水溶性软膏,储存时间长或受冻,药物和基质易发生分离;水溶性基质的软膏易发霉等。

4.9.2　软膏剂等的质量验收

根据《中国药典》的规定:

①检查包装容器密封是否严密,在运输过程中因挤压碰撞有无破损、漏药现象,这是检查的重点。

②必要时查看质地是否均匀、细腻,有无流油、发硬、霉变、酸败、分离、变色等现象。

③采用目视对比法,检查装量是否符合规定。

4.9.3　软膏剂等的储存养护及实例

1)软膏剂等的储存与养护

（1）软膏剂等的一般储存方法

①一般软膏剂应密闭、避光,置干燥处,25 ℃以下储存。乳化基质和水溶性基质制成的软膏,还应防冻、避热储存,防止水分与基质分离,失去其均匀性。

②软膏剂中含有不稳定的药物或基质时,除加强保管外,还应掌握"先产先出",避免久储。

③有"有效期"规定的软膏剂如抗生素类软膏、避孕软膏等,应严格掌握"先产先出,近期先出",防止过期失效。

④具有特殊臭味的软膏剂,如碘仿软膏、黑豆馏油软膏、复方松馏油软膏等,应置阴凉处,并与一般药物隔离存放,以防串味。

⑤眼用软膏的包装已经过灭菌,储存中不应随便开启,以防微生物污染。

⑥根据软膏包装容器的特点,储存中尚须注意以下四点:

a.锡管装,已具备遮光、密闭条件。在25 ℃以下存放即可,但在储存和运输过程中要防止重压,堆码不宜过高,防止锡管受压发生变形或破裂。

b.塑料管装,因质软、有透气性,装有亲水性基质的软膏,储存中应注意避光、避免重压与久储。

c.玻璃瓶装,棕色瓶装的已经达到避光要求,可密闭在干燥处储存。若系无色玻璃瓶装的必要时还应考虑避光,储存和运输过程中应防止重摔,不得倒置侧放,防止破碎、流油。

d.扁形金属或塑料盒装,已经达到避光要求,可密闭储存于干燥处,储存和运输中应防止重压,亦不得倒置侧放。

（2）不能药用情形

①酸败油臭。

②严重融化、流油。

③明显分层。

④霉变、变色。

2）软膏剂、乳膏剂、眼用半固体制剂的储存与养护实例

（1）鱼石脂软膏（Ichthammol Ointment）

【成分】本品含主要成分鱼石脂,辅料为黄凡士林。

【性状】本品为棕黑色软膏,有特臭。

【类别】消毒防腐药。

【稳定性】①鱼石脂是植物油经硫化、碳化,再与氨水反应后得到的混合物。因具有焦沥青样的臭气,故与易吸附的药品存放在一起时可引起串味。②由于鱼石脂具有亲水性,本品遇热易引起鱼石脂与基质分离。

【储存与养护】①密闭保存。②因本品有焦沥青样的臭气,应结合包装情况,注意与易吸附的药品隔离存放,防止串味。

（2）氧化锌软膏（Zinc Oxide Ointment）

【成分】本品含氧化锌应为14%～16%。

【性状】本品为淡黄色软膏。

【类别】收敛药。用于急性或亚急性皮炎,湿疹、痱子、溃疡等。

【稳定性】本品性质稳定。但是氧化锌在有水与某些有机物质存在时,在日光作用下可促进过氧化氢的生成。

【储存与养护】密封保存。

（3）醋酸曲安奈德乳膏（Triamcinolone Acetonide Acetate Cream）

【成分】本品主要成分为醋酸曲安奈德。

【性状】本品为乳剂型基质的白色乳膏。

【类别】属于肾上腺皮质激素药。

【稳定性】①本品基质为水包油（O/W）型乳剂基质，含水量大，久储受热或受冻后能使其中水相与油相分离而失去均匀性。②本品储存温度过高，易发霉变质。

【储存与养护】①密封，在阴凉处保存。②冬季应注意防冻。③本品有效期为 24 个月，应严格掌握"先产先出，近期先出"。

（4）红霉素眼膏（Erythromycin Eye Ointment）

【成分】本品含主要成分红霉素，辅料为液体石蜡、黄凡士林。

【性状】本品为白色至黄色的软膏。

【类别】大环内酯类抗生素。用于沙眼、结膜炎、角膜炎、眼睑缘炎及眼外部感染。

【稳定性】①红霉素眼膏的稳定性取决于红霉素与基质（黄凡士林、液体石蜡）的性质、配伍情况、包装情况（低密度聚乙烯药用眼膏管）和储存条件。②影响本品稳定性的主要因素是含水量和温度。若含水量大或遇热则稳定性变差，本品即分解和融化。金属离子、亲水性表面活性剂或甘油均影响红霉素的稳定性。

【储存与养护】密封，在阴凉干燥处保存。

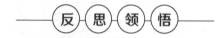

● 知识点掌握情况：
● 人生规划的启发：
● 自我评价：
● 名言：学问之根苦，学问之果甜。学问勤中得，富裕俭中来！

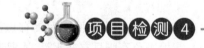

一、选择题

（一）单项选择题

1.药品不包括（　　）。

  A.化学原料药及其制剂、放射性药品　　　　B.抗生素、生化药品

  C.血清、疫苗、血液制品和诊断药品　　　　D.天然药物

2.散剂装量差异限度检查时，取散剂 10 包（瓶），每包（瓶）装量与平均装量相比应符合规定，超出装量差异的散剂不得多于（　　）。

  A.1 包（瓶），并不得有 1 包（瓶）超出装量差异限度 1 倍

  B.2 包（瓶），并不得有 1 包（瓶）超出装量差异限度 1 倍

  C.3 包（瓶），并不得有 1 包（瓶）超出装量差异限度 1 倍

D.4 包(瓶),并不得有 1 包(瓶)超出装量差异限度 1 倍

3.散剂装量差异检查,平均装量或标示在 0.5 g 以上至 1.5 g 以下,其装量差异限度为
(　　)。

    A.±15%　　　　　　B.±10%　　　　　　　C.±8%　　　　　　　D.±7%

4.吸潮、受热后,容易产生褪色、失去光泽、粘连、溶(熔)化、霉变,甚至膨胀脱壳等现象,常
见于(　　)。

    A.胶囊剂　　　　　B.肠溶衣片　　　　　C.栓剂　　　　　D.A,B,C 均是

5.对中国进口的药品进行分包装后,除进口药品注册证号外,还必须有(　　)。

    A.中国国家药品批准文号即国药准字　　　　B.批号

    C.药品治疗作用　　　　　　　　　　　　　D.药品的用法、用量

6.同一药品同一规格不同生产企业的药品,SFDA(　　)。

    A.发给同一药品批准文号　　　　　　　　B.发给不同的药品批准文号

    C.不发药品批准文号　　　　　　　　　　D.禁止生产

7.不属于药品变异现象的是(　　)。

    A.潮解　　　　　　B.挥发　　　　　　　C.超过有效期　　　　D.变色

8.药品发生变异现象的根本原因在于(　　)。

    A.库房不符合要求　　　　　　　　　　　B.温湿度过高

    C.避光不严　　　　　　　　　　　　　　D.药品的结构

9.药品发生引湿现象,将会使药品本身首先发生(　　)。

    A.稀释　　　　　　B.变性　　　　　　　C.变色　　　　　　　D.挥发

10.外界因素氧气使药品主要发生的变异现象是(　　)。

    A.还原　　　　　　B.氧化　　　　　　　C.风化　　　　　　　D.引湿

11.药品具有被吸附药品气味的现象称为(　　)。

    A.吸湿　　　　　　B.挥发　　　　　　　C.串味　　　　　　　D.吸附

12.二氧化碳对药品的影响,不会导致药品(　　)。

    A.改变药物的酸度　　　　　　　　　　　B.促使药物分解变质

    C.导致药品产生沉淀　　　　　　　　　　D.使药品 pH 升高

13.不容易被氧化的药品是(　　)。

    A.肾上腺素　　　　B.左旋多巴　　　　　C.水杨酸钠　　　　　D.明矾

14.目前,检测药品生物外观质量主要是采用(　　)。

    A.感官实验　　　　B.嗅觉实验　　　　　C.视觉实验　　　　　D.理化实验

15.药品发生分化现象后,往往使药品(　　)。

    A.疗效增强,毒性增加　　　　　　　　　B.降低疗效或失效,毒性降低

    C.疗效降低或失效,毒性增加　　　　　　D.疗效增强,毒性降低

16.栓剂在储存过程中,一般要求其储存温度不超过(　　)。

    A.10 ℃　　　　　　B.20 ℃　　　　　　C.30 ℃　　　　　　D.2 ℃

17.需要防潮的药品不包括(　　)。

    A.阿司匹林片　　　B.硫酸阿托品　　　　C.含碘喉片

    D.甘油栓　　　　　E.碳酸氢钠片

18.散剂储存养护的重点应该是(　　)。

A.防止吸潮而结块、霉变　　　　　　B.防止风化而发硬

C.防止挥发而失效　　　　　　　　　D.防止虫蛀

19.片剂盛装时,在瓶口下和片子上的空隙部位填塞硅胶或棉花、吸水纸等,其作用是(　　)。

A.吸水、防潮　　　　　　　　　　　B.排除空气

C.排除二氧化碳　　　　　　　　　　D.防止碰撞

20.要注意防冻、防裂,在储存运输过程中,不可横卧倒置,不可扭动、挤压或碰撞瓶塞的药品制剂是(　　)。

A.以水为溶液的注射剂　　　　　　　B.以油为溶液的注射剂

C.固体粉末的注射剂　　　　　　　　D.栓剂

(二)多项选择题

1.药品发生的变异现象常见的有(　　)。

A.酸败　　　　　　　　B.变色　　　　　　　　C.风化

D.吸潮　　　　　　　　E.软化

2.生物制品储存的最佳温度是2~10 ℃,是因为(　　)。

A.21 ℃是一般生物制品所忍受的最高温度

B.−1 ℃是一般生物制品所忍受的最低温度

C.微生物在2~10 ℃不适应生长

D.此温度不易引起容器破裂

E.此温度是微生物生长的最适温度

3.正确储存养护药品的意义是(　　)。

A.根据药品的性质、剂型和包装储存养护药品

B.根据不同的环境和条件因地制宜地储存养护药品

C.保证药品质量好、数量准确、储存安全

D.同时兼顾节省财力、物力

E.尽量提高工作效率和提高药品库房的有效利用率

4.散剂养护储存的重点是(　　)。

A.防止吸潮而结块　　　B.防止融化　　　　　C.防止霉变

D.防止氧化变色　　　　E.防止出现斑点

5.注射剂的储存养护应做到(　　)。

A.注射剂应置玻璃容器内,密封或熔封

B.避光,在凉暗处保存

C.冬季严防冻结

D.橡胶塞小瓶粉针剂应防潮以免引起粘瓶结块

E.大输液不得横置倒放,不要震动、挤压、碰撞瓶塞,以防漏气

6.药品入库进行的包装检查包括(　　)。

A.外包装的名称、批号、包装数量等是否与药品的内容物相符合

B.包装密封是否严密

C.有无破漏、破损现象

D.印字是否清晰、端正

E.装量差异限度是否符合要求

7.易风化的药品是( )。

　　A.硫酸阿托品　　　　　　　B.硫酸可待因　　　　　　C.胃蛋白酶

　　D.明胶　　　　　　　　　　E.硫酸钠

8.在储存养护中要重点排除二氧化碳影响的药品是( )。

　　A.氨茶碱片　　　　　　　　B.磺胺类钠粉针　　　　　C.巴比妥钠粉针

　　D.苯妥英钠粉针　　　　　　E.氨茶碱注射剂

9.下列关于纸质包装的散剂叙述正确的是( )。

　　A.纸质包装的散剂容易吸潮,应严格注意防潮储存

　　B.纸质包装的散剂容易破裂,故应避免重压、撞击,以防破漏

　　C.纸质包装散剂要注意防止虫蛀、鼠咬

　　D.纸质包装的散剂不必要外包装

　　E.纸质包装的散剂在湿度大于75%时,其质量无影响

10.下列关于片剂的储存养护叙述正确的是( )。

　　A.除另有规定外,片剂都应置于密闭、干燥处储存,防止受潮、霉变、变质

　　B.含有生物、动物脏器以及蛋白质类成分的片剂,在干燥阴凉处储存

　　C.主要对光敏感的片剂必须盛装于遮光容器内,注意遮光储存

　　D.含有挥发药品的片剂应注意防热,置于阴凉处储存

　　E.有少量霉点的光滑片剂可以供药用

二、简答题

1.散剂在储存过程中出现的变异现象有哪些? 怎样储存养护散剂?

2.怎样正确储存养护胶囊剂、注射剂、栓剂、糖浆剂、软膏剂?

3.片剂在储存过程中出现的变异现象有哪些? 怎样储存养护片剂?

三、实例分析

1.三硝酸甘油溶液:成分为三硝酸甘油脂的醇溶液,含量为 0.9%～1.1% (g/g)密度为0.814～0.842。小量储存于密塞的棕色玻璃瓶中,避光保存于阴凉处,远离火源。请分析储存原因。

2.头孢哌酮钠储存条件的分析和设置原因。

音频 4.3

实例分析

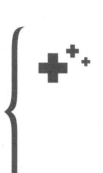

项目5
中药储存与养护

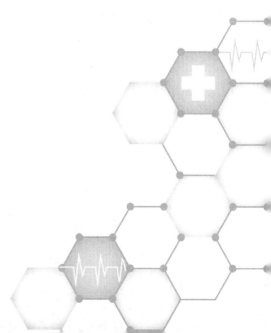

【学习目标】

1.熟悉中药的分类及含义；

2.熟悉中药的常见质量变异现象；

3.了解影响中药质量变异的因素；

4.熟悉常用中药养护技术；

5.熟悉中药材、中药饮片、中成药的储存与养护方法。

思维导图5

▶▷ **导学情景**

2014 年 11 月,国家食品药品监督管理总局联合地方食品药品监督管理局对吉林省 4 家药品生产企业开展了飞行检查,发现某药业集团股份有限公司原料库存放的用于生产肺宁颗粒的药材返魂草发生部分霉变。此外,企业还存在故意编造虚假检验报告等行为。国家食品药品监督管理总局已要求吉林省药监局依法收回该企业的药品 GMP 证书,并对该企业的违法违规行为进行严肃查处。

讨论:结合案例,谈谈中药质量的重要性。

音频 5.1　中药
质量的重要性

任务 5.1　中药的质量变异现象

中药作为一种特殊的商品,其质量的好坏直接关系到人民群众的生命安全和健康。中药质量的好坏,不仅与中药的采集、加工、炮制等有关,而且与中药的储存是否得当有着密切的联系。中药质量再好,若储存不当,药品质量也无法保障。要保证用药安全有效,我们应探讨变异现象的种类,了解发生质变现象的原因,积极采取有效措施进行预防。

5.1.1　中药的分类及含义

中药和中医学一样,历史悠久,是我国人民长期同疾病作斗争的宝贵产物,它是中医学的重要组成部分。

中药是指在中医药理论和临床经验指导下用于防治疾病和医疗保健的药物,包括中药材、中药饮片和中成药(成方制剂)。中药材是天然来源未经加工或仅经过简单加工的药物,俗称"药材",通常分为植物药、动物药和矿物药三大类。根据治疗疾病的需要,将中药材经过净制、切制或炮制后的加工品称为饮片。中药材及其饮片既可供调配中医临床处方,也可作为生产中药成方制剂或提取有效化学物质的原料药。中成药是以中药材或饮片为原料,根据临床处方的要求,采用相应的制备工艺和加工方法制备成的随时可以应用的剂型。中成药具有固定的形式和特性,包括丸剂、片剂、注射剂等 20 余种剂型。

5.1.2　中药常见的质变现象

中药的质变是指中药在储存养护过程中处理不当,在外界因素和自身性质的相互作用下,发生虫蛀、霉变、泛油、变色、气味散失、风化、潮解、粘连、腐烂、升华等现象。这些现象有的可导致中药组织破坏、有效成分发生改变或

视频 5.1　中药常见的质变现象

散失,影响中药的质量和疗效或对疾病治疗带来危害;有的甚至直接造成中药损失。因此,采取有效措施防止或延缓这些质变现象的产生,是中药储存与养护工作的主要内容。

1)虫蛀

虫蛀是指中药被害虫啮蚀的现象,是中药储存过程中危害较严重的质变现象之一。在害虫不同时期,以幼虫时期对中药的破坏最为严重。虫蛀使中药出现孔洞、破碎,严重时将中药内部蛀空成粉末状。淀粉、糖、脂肪、蛋白质等成分,是有利于害虫生长繁殖的营养物质。因此含有上述成分较多的中药最易被虫蛀,如北沙参、木瓜、枸杞子、党参、蛤蚧等。

2)霉变

霉变又称生霉,是指药物受潮后,在适宜的温度下造成霉菌的滋生和繁殖,在药物表面或内部布满菌丝的现象。中药初始霉变时可见许多白色毛状、线状、网状物或斑点,继而萌发成黄色、褐色或绿色的菌丝。中药生霉后,霉菌进行的营养代谢活动分解药物体内的有机质,会

使有效成分降低,以致不能药用,如麦冬、牛膝、陈皮、五味子等。

3)泛油

泛油又称走油,是指某些药材的油质泛出药材表面,或药材因受潮、变色、变质后表面泛出油样物质的现象。中药在产生泛油的质变现象时,常同时伴随着变色、变质等现象。泛油的原因除与中药自身的成分有关外,还与储存温度过高或储存时间过久有关。易泛油的中药有柏子仁、桃仁、麦冬、蛤蚧等。

4)变色

变色是指中药自身的固有色泽发生了变化,或失去原来色泽,或变为其他颜色。色泽是中药品质的重要标志。各种中药都具有其固有的色泽,色泽的改变标志着中药质量的改变。影响中药变色的因素主要有中药所含成分、日光与空气、加工与养护方法等。易变色的中药有黄芪、天花粉、白芷、红花、菊花等。

5)气味散失

每一种中药都具有其固有的、正常的气味,中药的气味是其质量好坏的重要标志之一。气味散失是指中药固有的气味在外界因素的影响下或储存不当时其固有的气味变淡薄或消失的现象。中药发生霉变、变色、泛油等质变现象,均能使其气味散失。易散失气味的中药有细辛、白芷、薄荷、肉桂、砂仁等。

6)风化

风化是指某些含有结晶水的矿物中药,与干燥空气接触,逐渐失去结晶水成为粉末状态的现象。某些矿物药易风化失水,使药物外形改变,也影响药物的质量,如芒硝、胆矾、白矾等。

7)潮解

潮解是指某些结晶体的中药或某些含盐类成分的固体药物容易吸收空气中的水分,使其表面慢慢溶化成液体状态的现象。在空气相对湿度较大的情况下,温度越高,药材接触空气的面积越大,吸湿的速度也越快,中药就越容易被潮解。潮解影响了中药的质量,并造成了损失,如芒硝、胆矾、咸秋石等。

8)粘连

粘连是指某些熔点较低的中药,受潮、受热后容易粘结成块的现象。这类中药的软化点和熔点都比较低,当环境温度升高时,会逐渐被软化而失去原有的外观形态,当受热到一定温度时,便会产生粘连,如阿胶、芦荟、儿茶、乳香、没药等。

9)腐烂

腐烂是指某些鲜活的中药,在温度、空气及微生物等因素的影响下会发热,微生物的繁殖和活动增加,导致药物酸败、腐臭的现象,如鲜地黄、鲜生姜、鲜石斛等。

10)升华

升华是指在一定温度条件下,中药由固体不经过液体阶段,直接变为气体的现象。如冰片、薄荷脑等。这类中药在储存过程中,由于密封不严,或敞口放置时间过长,温度升高或库房内相对湿度太低,往往容易出现升华现象,致使有效成分降低,失去疗效。

5.1.3　影响中药质变的因素

中药在储存养护过程中,发生的各种质变现象,严重地影响了其质量和疗效。影响中药各种质变现象发生的因素有内在因素和外在因素两个方面。

1)内在因素

内在因素是指中药自身的因素,包括中药的化学成分、含水量、结构及性质等。

（1）中药的化学成分

中药是各种化学物质所组成的综合体,中药成分不同,化学结构不同,其理化性质也不同。在加工、炮制和储存过程中可不断发生变化,出现各种质变现象,以致影响疗效。与中药储存、养护有密切关系的中药化学成分主要有生物碱类、苷类、鞣质类、油脂类、挥发油类、植物色素类。

 知识拓展

中药六大化学成分

（1）生物碱类:生物碱是一类存在于生物体内的含氮有机化合物,有似碱的性质,能与酸结合成盐。生物碱多具有特殊而显著的生理活性,是中药中一类重要的化学成分。含有生物碱的中药,常因干燥的方法不适宜,其含量可能降低。同时此类中药常因久与空气、日光接触,可能有部分氧化、分解而变质。故此类中药应避光储存。

（2）苷类:苷系糖分子中环状半缩醛上的羟基与非糖部分(苷元)中的羟基(或酚羟基)失水缩合而成的环状缩醛衍生物。含苷类成分的中药往往在不同细胞中含有相应的分解酶,在一定温度和湿度条件下可被相应的酶所分解,从而使有效成分减少,影响疗效。如花类中药所含的花色苷可因酶的作用而变色脱瓣。因此含苷类中药采收后,必须用适当的温度迅速干燥。多数含苷中药可在55~60 ℃干燥,酶被破坏而失去作用,保存药效。总之,含苷类的中药在储存时必须注意干燥,避免湿气的侵入。

（3）鞣质类:鞣质又称单宁或鞣酸,是一类复杂的多元酚类化合物的总称。鞣质易氧化和聚合。若露置在空气及日光中,则渐渐变成棕黑色,特别在碱性溶液中,更易氧化变色。如含鞣质类成分的新鲜皮类中药,其内表面常常是淡色的,但经过一些时间,就会变成棕色或红色,这是因为其中的鞣质与空气接触时,特别是在酶的影响下,氧化为红棕色或更深色。防止鞣质氧化变色的方法:一方面要减少与氧接触;另一方面是破坏或抑制氧化酶的活性。

（4）油脂类:油脂是脂肪和脂肪油的简称。大多为一分子甘油与三分子脂肪酸所成的酯。新鲜的脂肪和脂肪油通常具有令人愉快的特殊气味。但是如果储存不当,经常与空气中的氧及水分接触,并在日光的影响下,同时又可能有微生物的作用,可导致一部分发生氧化;另一部分则分解为甘油和脂肪酸,以致产生难闻的臭气和味道,油脂中的游离酸也随之增多。这种现象称为油脂的"酸败"。光线、温度、水分以及油脂中的杂质等因素均能加速油脂的酸败。因此,含有大量油脂的中药,必须储存于干燥的场所,严防水分的侵入,避免日光直射,库房的温度要低,以密封储存养护效果尤佳。

(5)挥发油类：挥发油是存在于植物体中的一类具有挥发性、可随水蒸气蒸馏出来的油状液体的总称。温度过高可使所含挥发油散失或泛油。因此含挥发油的中药应保存在密闭容器中，量大时必须堆放于凉爽避光的库房中，控制温度，夏季尤须注意，中药要保持一定的干燥和疏松，避免吸潮挤压。

(6)植物色素类：色素广泛存在于中药中。中药的颜色不仅可作为鉴别中药品质的重要标志；同时也直接关系到中药储存、养护质量的优劣。但有些植物色素很不稳定，易受到空气、日光等影响而遭到破坏，受潮后易发霉变色。因此含有植物色素类的中药干燥时应避免在强烈的日光下暴晒，储存期间应防止氧化及日光的照射，以保持其固有的色泽。

------

(2)中药的含水量

中药品种繁多，属性复杂。各类中药都含有一定量的水分，中药内所含水分占所取样品重量的百分数，称为含水量或水分含量。中药的含水量是组成中药质量的重要成分之一，对中药的储存与养护有着极密切的关系。中药的含水量过高可导致霉变、腐烂、虫蛀等现象发生；中药的含水量过低又可导致风化、失润、干裂等现象发生。因此应将中药的含水量控制在安全水分范围内。

2) 外在因素

引起中药质量变异的外在因素主要有温度、湿度、空气、日光。这些外在因素能使中药产生复杂的物理、化学和生物化学的变化。变化程度的大小、快慢，与中药同这些外在因素接触时间的长短、储存的方法有直接的影响，并且各因素之间又存在着相互促进或相互抑制的作用。

(1)温度

一般情况下，在常温 15~20 ℃下，中药成分基本稳定，利于储存。随温度的升高，可加速中药自身的氧化、水解等化学反应，促使中药产生泛油、气味散失、变色等质变现象；霉菌和害虫也容易滋生繁殖，促使中药产生霉变、虫蛀。但是如果温度过低，对某些鲜活的中药如鲜生姜、鲜地黄、鲜石斛等会产生有害的影响。

(2)湿度

空气湿度对中药的含水量有着密切的影响。当空气相对湿度在 60% 以下时，中药所含水分则会蒸发，含有结晶水的矿物药如芒硝、胆矾、硼砂等则易风化(失去结晶水)；胶类、叶类、花类等中药因失水而干裂变脆，蜜丸剂类易失润变硬。空气相对湿度在 70% 时，中药所含安全水分不会有较大改变。但是，当空气相对湿度超过 70% 时，中药的含水量会随之增加，富含糖类、淀粉类、黏液质的中药如蜜制品、党参、山药、天门冬等，会因吸潮发霉乃至虫蛀。盐制类中药及含钠盐类的矿物药易吸收水分而潮解。

(3)空气

通常情况下，中药在储存过程中，总是与空气接触的。空气是任何生物赖以生存的必需物质。引起中药质变的主要成分是空气中的氧及臭氧等。其能够使含有挥发油、脂肪油、糖类等成分的中药发生氧化、分解、微生物滋生等而出现泛油、变色、霉变、虫蛀等质变现象。

（4）日光

光是一种电磁波，根据各种不同的波长可分为紫外光、可见光和红外光等。日光中的紫外光有较强的杀菌作用，中药可以利用日光暴晒来杀灭微生物和害虫，防止中药霉变和虫蛀。但日光的大量热能，会使暴晒的中药温度升高，导致某些中药产生气味散失、泛油、粘连、融化、干枯等质变现象。日光对某些中药的色素也有破坏作用，可导致其变色。如益母草、薄荷、大青叶、月季花等在日光照射下颜色变浅，大黄可由黄色变成红棕色。

（5）霉菌及害虫

霉菌种类繁多，分布很广，在空气中就有大量霉菌孢子飘散。它对营养条件要求不高，易在多种物质上生长。中药中含有的蛋白质、淀粉、糖类、纤维素及黏液质等，给霉菌的生长、繁殖提供了良好的物质基础。当空气中存在的大量霉菌孢子落于中药表面时，在适宜的温度和湿度下即萌发为菌丝，分泌酵素，融蚀组织，使众多有机物分解，导致中药霉变。

害虫是造成中药虫蛀的根本原因，通常温度为 $16 \sim 35\ ℃$，相对湿度在 70% 以上，中药含水量在 13% 以上，害虫发育、繁殖非常迅速。中药含有的蛋白质、糖类、淀粉、脂肪等营养成分，为害虫的滋生提供了有利条件。反之，如果没有适宜的温度和湿度，害虫是不能滋生的。

任务 5.2　常用中药养护技术

中药养护技术是运用现代科学技术与方法来研究中药的储存、保管、养护和影响药物储存质量及其养护防患的一门新兴综合性技术。医药仓储工作人员在继承中医药学遗产和劳动人民长期积累的储存中药经验的基础上，运用当代多学科的知识和方法对中药加以储存养护。目前，中药常用的养护技术方法有以下几种。

5.2.1　干燥养护技术

中药材仓库储存的实践证明：如果在一定条件下，将中药材的含水量控制在一定限度内，不易发生质量变化。如通常情况下在气温 $30\ ℃$ 时，将党参的含水量控制在 16.0% 以下时，在储存的过程中不易发生质量变化。这就是所谓的中药材"安全水分"，它是指在一定条件下，能使其安全储存，质量不易发生变异的临界含水量。因此，采收加工后的中药材，必须及时干燥至安全水分限度，才能保证中药材的质量。

目前，中药材的常用干燥技术有远红外加热干燥技术、微波干燥技术等。

1）远红外加热干燥技术

远红外加热干燥技术是 20 世纪 70 年代发展起来的一项新技术。其原理是电能转变为远红外线辐射中药，中药内在组织吸收后产生共振，引起分子、原子的振动和转动，导致物体变热，经过热扩散、蒸发或化学变化，最终达到干燥的目的，并具有较强的杀虫、杀菌、灭卵的能力。

远红外加热干燥技术的特点：红外线介于可见光和微波之间，是波长为 $0.72 \sim 1\ 000\ \mu m$ 的电磁波,一般将波长为 5.6~1 000 μm 的红外线称为远红外线。目前用作辐射远红外线的物质主要是由金属氧化物如氧化钴、氧化锆、氧化铁等混合物所构成;用这些物质制成的远红外辐射元件能产生 2~50 μm 的远红外线,产生高温可达 150 ℃。

远红外加热干燥技术的优点:干燥快,成本低。但应注意凡不易吸收远红外线的中药材或太厚(大于 10 mm)的中药材,均不宜用远红外辐射干燥。

2)微波干燥技术

微波干燥灭虫是从 20 世纪 60 年代迅速发展起来的一项新技术。微波是指频率为 300~300 000 MHz、波长为 1 mm~1 m 的高频电磁波。目前我国生产的微波加热成套设备只有 915 MHz/s 和 2 450 MHz/s 两个频率。微波加热设备主要由直流电源、微波管、连接波导、加热器及冷却系统等组成。

(1)微波干燥灭虫的特点

微波干燥灭虫是一种感应加热灭虫和介质加热灭虫,中药的水和脂肪等能不同程度地吸收微波能量,并把它转变为热量。仓虫经微波加热处理,体内水分子发生振动摩擦产热,微波被水吸收转变为热能,使虫体内蛋白质遇热凝固。虫体内水分被气化而排出体外,促使仓虫迅速死亡。它具有杀虫时间短,杀虫效力高,无残毒、无药害的特点,但操作人员要采取有效防护措施。

(2)微波干燥灭虫的优点

①加热灭虫速度快、时间短。由于微波能深入中药内部,不是依靠中药本身的热传导。因此,按常规方法用 1/10 到1/100 的时间即可完成加热灭虫过程。

②加热均匀。由于微波加热不是从外部热源加进去,而是在中药内部直接产生,因此,尽管中药性状复杂,加热还是均匀的,不会引起外焦内生、表面硬化等现象。

③反应灵敏。常规的干燥灭虫方法如电热、蒸气、热空气等,达到一定温度需要预热一段时间,而停止加热,温度下降又需较长时间。采用微波加热在开机几分钟后即可正常运转。

微波对中成药的灭虫杀菌,无论是水丸、浓缩丸、颗粒剂、散剂均有一定的效果。尤以水丸、浓缩丸效果为显著。如参苏丸、开胸顺气丸、止咳定喘丸等中成药经微波照射 3 min 后,灭菌率达 90%以上。微波灭虫杀菌与中药的性质及其含水量有密切的关系,由于水能强烈地吸收微波能,所以含水量越高,吸收的微波能越多,产生的热能越大,灭虫杀菌效果就越佳。

5.2.2 冷藏养护技术

冷藏养护技术是指采用调控温度的方法 2~10 ℃储存中药。常用方法如安装空调、冰箱等制冷设备,可以有效地防止中药虫蛀、霉变、变色等质变现象发生。有些贵重中药现多采用冷藏养护技术。

夏季梅雨来临时,可将中药储存于冷藏库中,温度以 2~10 ℃为宜,不仅能防霉、防虫,而且也不影响中药品质。由于此法需要一定的设备,费用较高,故主要用于贵重中药、特别容易霉蛀的药材以及无其他较好办法储存的中药。如蛤蚧、人参、菊花、枸杞子、山药、陈皮等常用此法。

中药进入冷库的含水量必须在安全标准范围内,最好用干燥木箱盛装,内衬防潮纸防潮,也可装塑料袋,以防湿气的侵入。

5.2.3　化学药剂养护技术

化学药剂养护技术是采用化学药剂来预防或杀灭害虫、霉菌的方法。通常分为防霉剂和杀虫剂。

用于中药防霉、杀虫的药剂必须是对人类无害的,并且必须有强烈的渗透性、挥发性,能渗入包装内,效力确实,作用迅速,可在短时间内杀灭害虫和虫卵,防霉效果持久,杀虫后能自动挥散,对中药的质量没有影响。目前用于直接与中药接触的杀虫防毒剂有氯仿、四氯化碳、二硫化碳、有机氯、有机磷农药、硫黄、氯化苦、磷化铝、对硝基苯酚、a-萘酚、水杨酸、安息香酸(苯甲酸)及其钠盐、醋酸苯汞、氯酚、尼泊金、甲醛溶液等。

1)硫黄熏蒸法

(1)性能

硫黄燃烧后,产生蓝色火焰,并生成二氧化硫毒气可致死多种中药霉菌与害虫。硫黄熏蒸法是中药最早期的杀虫方法。

(2)施用方法

硫黄燃烧杀虫,通常使用小室(熏房)密封或熏蒸箱形式。每立方米用硫黄 100~150 g,硫黄燃烧后,密闭 3~4 天,然后通风排毒 2 天后,工作人员可戴口罩进入室内操作。少量中药可用熏箱熏蒸。

(3)注意事项

二氧化硫遇水生成亚硫酸,易使中药褪色。经硫黄熏蒸过的中药,有时味道会变酸,带硫黄气,并发脆或破碎。因此对易变色、变味和质地脆嫩的中药,如多种花类和虫类药材均不宜使用此法。二氧化硫对人体有毒性,熏蒸后应通风散毒,进入熏房应戴面具或肥皂水浸湿的多层纱布口罩。

2)磷化铝熏蒸法

(1)性能

磷化铝是应用较广泛的一种新型高效仓库熏蒸剂,为磷化铝、氨基甲酸铵及赋形剂等混合压制成的片剂,有较强的扩散性和渗透性,不易被中药和物体吸附,故排毒散发快,又具有电石或大蒜气味,有"警戒性"。磷化铝熏蒸时不仅对各种中药害虫具有强烈的杀虫效能,而且还有抑制和杀灭药材微生物以及抑制药材呼吸的作用。磷化铝熏蒸是目前主要的化学防治药物。

(2)施用方法

可采用塑料帐密封货垛或全仓密封熏蒸。应根据货垛体积采用在垛上和走道地面上设多点投药。但药片不要直接接触包装和药材,可采用铁盘、木盘、搪瓷盘等,把药片摊开,帐幕熏蒸可将药片盘放在货垛边。每立方米用药 5~7 g,如用密闭库熏蒸,空间部位每立方米 2~3 g。

施药后,应立即密闭施药口,当温度为 2~15 ℃时需密闭 5 天,16~20 ℃需密闭 4 天,20 ℃以上需密闭 3 天(但不能少于 3 天)。熏后排毒通风先开下风口,再开上风口,排气通风不少于 3 天,通风后将磷化铝残渣(粉状物)运往空旷处,挖坑 0.5 m 以下深埋。

（3）注意事项

储存磷化铝要避免潮湿，远离火源与易燃品，防止在阳光下暴晒，以免引起火灾，对人体造成伤害。

5.2.4　气调养护技术

气调就是空气组成的调整管理。用气调方法对贮藏商品的养护，称"气调养护"，或"气调贮藏"，简称为"CA贮藏"（Controled Atmosphere）。

将中药置密封环境内，通过调整空气的组成，对影响中药质变空气中氧的浓度进行有效的控制，人为地造成低氧状态，或人为地造成高浓度的二氧化碳状态。使中药在气调环境中，仓虫窒息或中毒死亡，新的害虫不能产生和侵入，微生物繁殖及中药自身呼吸氧气受到抑制，延缓了中药的陈化速度，并且隔离了外界的湿气，防止了中药霉变、泛油、虫蛀、变色、潮解、风化等质变现象的产生，从而确保储存中药品质的稳定。

气调养护技术的优点是无残毒，而且能保持药物原有的色泽和气味，适用范围广，对不同质地和成分的中药均可使用，操作安全，无公害。

1）气调的密封技术

（1）塑料薄膜罩帐密封

①塑料薄膜的选择。应选择气密性较好，不渗湿、耐腐蚀、抗压及抗拉力强的塑料薄膜。如聚氯乙烯（PVC）0.3 mm塑料薄膜。

②罩帐的制作与密封。塑料薄膜罩帐的制作与密封过程分为罩帐的设计下料、热合制帐和密封药材。

（2）密封库

密封库改建的技术要求：库房结构通常系钢筋混凝土，以承受气体置换中形成库内外的压差；密封材料的选择要兼顾气密性和隔湿性；密封层的组成和处理，可用沥青和塑料薄膜作为气调库密封材料，采取"沥青-塑料薄膜-沥青"组成密封层（须防燃），处理库房内壁，以起到隔湿、隔气、防腐的作用；库门应密封处理，具备相应的气调设施与库内装置等。

2）气调的降氧技术

（1）充氮降氧

①氮气的来源。一是专用机械产生；二是工业生产的钢瓶氮气。

②充氮降氧的气体指标及影响因素。密封环境内空间气体中氧的含量，称为氧浓度。氧浓度为8%以下时，能有效地防止仓虫的产生；在温度25~28 ℃时需密封时间15~30天，氧浓度2%以下，能有效地杀灭幼虫、蛹和成虫。使用制氮机充氮，氧浓度可降至1%左右，氮气含量可达85%，二氧化碳含量14%，氮浓度可增至正常空气含量的40余倍。在有效气体指标范围内，氧浓度越低，防治仓虫及防止其他质变的效果就越好；反之，则效果差。

③气体置换方法。以制氮机为产气来源。塑料薄膜罩帐的气体置换，通常采用"先抽后充"的方法。密封库的气体置换，通常采用"先充后抽"。

（2）充二氧化碳降氧

①二氧化碳的来源。可分工业产品二氧化碳钢瓶和二氧化碳自制发生器，中药材养护多

使用钢瓶装二氧化碳液化气体,纯度99.7%,仅用于塑料薄膜罩帐内。

②充二氧化碳降氧防治仓虫的影响因素。通常情况下,防虫的二氧化碳浓度应在20%以上;二氧化碳有效地杀灭幼虫、蛹和成虫的指标为二氧化碳浓度35%以上,温度25~28 ℃、密封时间15~25天。

③气体置换方法。用吹尘器的反向作用或真空泵先抽出帐内气体,在薄膜紧贴堆垛后,再灌注液化二氧化碳进行气体置换。

(3)自然降氧

①原理及作用。自然降氧的基本原理是在密封条件下,利用药材自身、微生物、仓虫等的呼吸作用,消耗密封环境内的氧气,使含氧量逐渐下降,二氧化碳量相应地上升,形成不利于仓虫、微生物生长繁殖的低氧环境。在密封缺氧状态下,仓虫窒息死亡,微生物及药材呼吸受到抑制,从而达到安全储存的目的。

自然降氧法主要用于防蛀、防霉。养护对象以新采集的全草类、果实种子类等植物类药材为主。

②自然降氧具体方法。仅用于药材货垛的塑料薄膜罩帐密封。以六面帐密封效果为佳,罩帐密封中药货垛后,先抽气使薄膜紧贴堆垛,使其自然降氧。密封4~6天氧浓度可降至12%~14%;密封15~20天氧浓度可降至3%~5%;密封40~60天氧浓度可降至1.2%~2%,从而达到杀虫、防霉的养护效果。

3)气调的管理技术与注意事项

(1)查漏

发现漏气,应立即堵漏。安装在密封库门和门框之间的充气胶管圈,也应经常检查。若漏气变软,阻气不严,应补充气,使其保持密封性能。气体指标达不到养护要求,还应补充氮气或二氧化碳。

(2)测气

测气是检测密封环境内气体成分变化情况,判断气调养护效果的主要方法。应经常定期进行,直至养护结束。检测气体的仪器主要有奥氏气体分析仪及CH-2型氧、二氧化碳分析仪等。

(3)测水分

气调养护的中药含水量应在安全范围内。为了掌握中药水分含量的变化,气调密封之前和启封以后,均应进行中药水分的测定,以便及时采取相应的技术措施。

(4)测温测湿

在气调管理期间必须系统地观察中药密封罩帐或库房内外温湿度的变化,认真做好记录。

5.2.5 其他养护技术

1)对抗同贮养护

对抗同贮养护是将两种或两种以上中药存放在一起,以防止虫蛀、霉变的一种养护方法。

(1)与花椒同贮

将花椒与蕲蛇、金钱白花蛇、鹿茸、乌梢蛇、海马、海龙、蛤蚧等共同贮存,可防虫。

（2）丹皮与泽泻、山药同贮

丹皮与泽泻、山药同贮既可防止泽泻、山药生虫，又可防止丹皮变色。

（3）西红花与冬虫夏草同贮

西红花与冬虫夏草同贮于低温干燥的地方，可使冬虫夏草久贮不变质。

（4）与荜澄茄同贮

将荜澄茄与人参、党参、三七、蕲蛇、白花蛇、鹿茸、乌梢蛇、海马、海龙、蛤蚧等同贮，可防虫、防霉。

中药对抗同贮养护技术的方法还有许多，如人参与细辛同贮；明矾与柏子仁同贮；冰片与灯心草同贮；土鳖虫与大蒜同贮；吴茱萸与荜澄茄同贮等。

2）气幕防潮养护

气幕亦称气帘或气闸，是装在仓库房门上，配合自动门以防止库内冷空气排出库外、库外热空气侵入库内的装置。气幕可减少湿热空气对库内的影响，达到防潮的目的。

气幕装置分为气幕和自动门两大部分，用机械鼓动的气流，通过风箱结构集中后，从一条狭长缝隙中吹出形成帘幕。门开启时风幕开始工作，门关闭时风幕停止工作。气幕防潮养护能阻止和减轻库外潮湿空气对库内药材的影响。因无吸湿作用，必要时需配合除湿机使用。

3）除氧剂封存养护

除氧剂是经过特殊处理的活性铁粉制得的化学物质，它和空气中的氧气起化学反应，从而达到除氧的目的。

通常情况下除氧剂制成颗粒状、片状，包装于一定规格的透气的特制纸袋中，与物品封装在密封的容器中，以防变异。

（1）除氧剂封存养护中药的优点

①能防止霉菌、害虫的滋生及中药氧化变色。

②无毒、无污染、无公害。

③操作简便。

（2）除氧剂封存养护中药的注意事项

①除氧剂的外包装打开后即开始吸氧，应在规定时间内用完，不能重复使用。

②遇油和水，吸氧能力会下降。

③暂不使用时应保存于冷暗干燥处。

④不与药材直接接触。

4）低氧低药量防治法

低氧低药量防治法是仓虫的化学防治法向气调养护法过渡产生的。为减少化学防治养护之弊端，弥补自然降氧之不足，两者结合利于杀虫灭菌，以达到安全储存养护的目的。

其基本原理是在密闭条件下，由于库房内中药、仓虫、微生物的呼吸耗氧，而使密闭库房内氧的含量减少，二氧化碳浓度增高，从而恶化了仓虫的生存条件。同时，又因磷化铝药剂投放后吸收空间水分，产生磷化氢气体，在有限的空间中增大了有效浓度，从而使仓虫死亡或受到抑制，以此达到防治仓虫的目的。

5）21世纪的绿色杀虫剂——生物农药防治法

许多植物无毒害无污染,又具有防治虫霉的作用,可制成生物农药杀虫剂用于仓储及田间杀虫。如除虫菊、天名精、灵香草、闹羊花、吴茱萸、花椒、柑橘(皮与核)、辣蓼、大蒜、黑胡椒、柚皮、野艾蒿、芸香等。绿色杀虫剂的使用方法具体列举如下。

（1）混入法

将除虫菊、灵香草、芸香、花椒、天名精、柑橘皮、黑胡椒、辣蓼、野艾蒿等干燥后任选1~2种,粉碎成细粉,与中药拌匀(1 kg药材拌6~8 kg干粉),密闭。可防止虫蛀。

（2）喷雾法

将天名精、花椒、大蒜、橘皮、干姜、干辣椒等粉末,每千克加4~7 kg水浸泡2天,过滤,取滤液,置喷雾器内,每平方米面积喷药15~20 kg,施药时避免将药液直接喷洒在药材上。可消毒杀虫。

知识拓展

除虫菊来源为菊科除虫属植物除虫菊,以花或全草入药。含有除虫菊甲素、除虫菊乙素、灰菊素甲、灰菊素乙等多种有效杀虫成分。其主要杀虫成分除虫菊内酯是国际公认的高效、无毒、无污染的天然光谱强力杀虫剂,普遍用于杀灭农药作物害虫、粮药仓库害虫及苍蝇、蚊子等,可用于多数仓储中药的防毒驱虫养护。

任务 5.3　中药的储存与养护

中药品种繁多、性质复杂、储存养护技术要求较高,搞好中药的储存养护工作,必须了解各种中药的性质,了解外界环境对中药质量的影响,研究各环节的储存条件和养护方法,才能防止或延缓中药质变,确保质量。

5.3.1　中药材的储存与养护

中药材是中药仓库储存的主要商品,也是供加工中药饮片和中成药制剂的原料药。在储存过程中,由于受到外界各种因素的影响,易使其产生霉变、虫蛀、泛油、变色等质量变异现象。因此,必须掌握各种中药材的性能和质量变化规律,采取科学合理的储存养护措施。

1）防霉变

应严格控制中药材自身的含水量和储存场所的温度、湿度,避免日光和空气的影响,使真菌和害虫不易生长繁殖。如薄荷、广藿香、佩兰、紫苏叶等草叶类中药。在霉变检查中以视色泽、嗅气味来辨别新陈。若色泽萎黯、气味淡弱、叶穗凋落、茎枝质脆即是陈货,若有霉毁、枝叶粘连不散,即受潮热而变质。

应选择阴凉干燥通风的库房,垛堆应离地,可用木条垫高,垛底垫入芦席或油毛毡等隔潮。地面上铺放防潮剂,使药材保持干燥,以防止霉变。

例如,薄荷的储存养护。薄荷一般为压缩打包件,应储存于阴凉干燥避光的仓库内,温度为28℃以下,相对湿度70%~75%,安全水分不得超过15%。薄荷含挥发油,易散失气味,易虫蛀,受潮易生霉。生霉品出现霉斑,香气散失,水分过少,易失润干枯,影响质量。产生危害的仓虫有印度谷螟,多蜷缩在茎叶部位,常见虫丝、排泄物黏附。储存时间不宜过长,一般一年左右,受潮发热,应及时倒垛摊晾,或翻垛通风。不能暴晒。可用磷化铝熏蒸杀虫。

2)防虫蛀

中药材入库前,应将库内彻底杀菌灭虫,可用适量的杀虫剂对四壁、地板、垫木以及一切缝隙进行喷洒。

例如,白芷的储存养护。白芷的商品一般用麻袋包装,包件45 kg,应储存于阴凉干燥处,温度不超过30℃,相对湿度70%~75%,商品安全水分不超过14%。白芷因含淀粉及挥发油,极易虫蛀、霉变及变色。仓虫有烟草甲、药材甲、米扁虫、咖啡豆象、日本蛛甲、锯谷盗、赤拟谷盗等。如被虫蛀,其根条有较明显蛀孔。根条头尾部易霉变,可见明显霉斑。储存期间,应定期检查,对于初始虫蛀、霉变,用微火烘烤,筛除虫尸碎屑,放凉后密封保存,或用塑料薄膜封垛,充氮降氧养护。如有较多数量害虫,可用磷化铝、溴甲烷熏蒸进行抑菌、杀虫。

3)防鼠

因中药含糖、淀粉、脂肪等有机物质,极易遭鼠害。因此,中药仓库须有防鼠设备。

例如,蛤蚧的储存养护。蛤蚧多用严密的木箱或铁筒、铁皮筒盛装,储存于低温干燥处,温度15℃以下,相对湿度65%~75%。蛤蚧易虫蛀,受潮后易霉变、泛油。竹夹片内层霉迹较为严重。受高温高湿影响,肉质色泽加深,手捏不实,散特殊气味,为泛油现象,尤其尾部较早出现。为害的仓虫有尘虱、花背圆皮蠹、黑毛皮蠹、火腿皮蠹、红带皮蠹、斜带褐毛皮蠹、四纹皮蠹、米扁虫、赤拟谷盗、日本蛛甲等。储存期间,可在包装内置花椒、吴茱萸等,共同密封,用传统对抗同贮法防虫蛀;发现虫害,可用溴甲烷、磷化铝熏杀,忌用硫黄、氯化苦;环氧乙烷熏蒸可防止沙门氏菌污染。平时应做好防鼠工作。

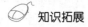 知识拓展

黄芩储存不当变绿

黄芩为唇形科植物黄芩的干燥根,其主要成分是黄芩苷。当储存或炮制不当时,黄芩苷易被共存的酶水解生成黄芩素,黄芩素分子中具有邻三酚羟基,性质不稳定,易被氧化成醌类化合物而显绿色,这是黄芩储存不当变绿的主要原因。

5.3.2　中药饮片的储存与养护

中药饮片来源广泛,品种繁多,成分复杂,性质各异,有的怕光,有的怕热,有的怕冻,有的

易吸湿,如储存养护不当易发生虫蛀、霉变、变色、泛油、腐烂等质变现象。为保证中药饮片质量,必须熟知各种饮片的性能及储存养护规律,采取合理的养护措施。

1) 中药饮片储存的要求

①经营中药材、中药饮片的,应当有专用的库房和养护工作场所,并保持场所的清洁。

②对入库中药饮片的数量、包装、质量等进行检查,经保管员检查无误,签字后方能入库,并做好记录。

③保证入库中药饮片按存储要求,将植物药、动物药、矿物药等分类储存。

④对库存中药饮片应按其特性及不同药用部位分区存放,以防止和减少害虫与霉菌污染,便于保管、发放及养护。

⑤贵重中药饮片应专区储存。

⑥定期进行检查,勤查、勤翻、勤整理,发现问题及时处理。高温多雨季节增加检查次数。对易虫蛀的应当经常检查周围是否有虫丝、蛀粉;易霉变、泛油的检查包装是否受潮。若有以上情况应立即通知相关人员检查,并及时采取措施。

⑦执行"先进先出"的原则,以避免久贮而变质。

2) 中药饮片养护的要求

中药饮片在储存过程中受内在因素和外在因素的影响易发生质量变化。做好中药饮片的养护工作是保证饮片质量的重要环节。因此,应做到以下几点。

(1)根据饮片的不同特性选择适当的储存容器和储存方法

储存不易变质的草本、木本、藤本和富含纤维的中药饮片如麻黄、苏木、鸡血藤等,多采用木质容器。芳香类中药饮片,如薄荷、冰片、苏合香等,受热后易挥发;油脂类中药饮片如苦杏仁、桃仁、柏子仁等受热易泛油;蜜炙款冬花、炙百部等,受热后易粘连、结块,可选用陶瓷类等适宜的储存容器,避光储存。动物类中药饮片如金钱白花蛇、蛤蚧等,宜装入纸箱,并放置吸潮剂密封存放,防潮、防腐。

(2)药品养护储存人员应每天进行库房温湿度的监测和管理

若库房温湿度超出规定的范围,应及时采取调控措施并予以记录。

①常用温湿度监测仪器。

干湿球温度表:主要用于库内相对湿度的测量,它由刻度板、干球温度表、湿球温度表、水盂和转筒组成。使用时注意纱布应干净,水盂上侧应离湿球 $2\sim3$ cm,水盂应盛蒸馏水,保持水盂经常有水,避免干枯。

指针式温湿度计:可直接通过指针读取温度和湿度,目前使用较为普遍。温湿度监测仪器应有专人管理定期进行保养,保证仪器使用准确。

②监测仪器的设置。应将用于监测库内温湿度的仪器安放在库内中部,距地面 1.5 m,空气较流通,能客观反映库房温、湿度的位置。

③温湿度监测和调控。库内温湿度监测一般每日上午、下午各一次,通常为每日 8 时和14 时。应按时观测,防止早测、漏测或迟测,以保证观测结果的真实性。若库内温湿度超出规定范围,应立即采取调控措施,如降温、升温、除湿、增湿等。

(3)对库存饮片进行循环质量抽查,并做好记录

抽查周期一般为一个季度,对易变质的重点品种必须缩短抽查周期,列出重点养护品种并

实施检查和养护。在夏季应加大养护比例和养护频率。

（4）拟订检查计划和养护计划，并建立养护档案，定期汇总、分析和上报检查养护情况

对中药材和中药饮片按其特性，采取干燥、降氧、熏蒸等方法养护。在检查中发现的问题及时通知质量管理部门复查处理（表5-1）。

表5-1　中药饮片养护记录表

编号：　　　　　　　　　　　　　　　　　　　　　　　　　　养护日期：

序号	中药饮片品名	生产企业	供货企业	进货日期	养护方法	养护设备或材料	养护人员

（5）对各种养护设备、温湿度检测和监控仪器进行检查、复核和周期检定的送检工作

库内各种养护设备、温湿度检测和监控仪器应进行周期检定、检查和复核（表5-2）。

表5-2　设备使用记录表

设备名称		使用前状态	
用途		使用后状态	
使用原因			
使用过程及结果：			
养护员：　　　年　　　月　　　日			

（6）储存、养护记录的填写要求

不得使用铅笔填写记录，字迹应清晰，内容真实完整，表格内容填写齐全，不得有漏项，如无内容填写，一律用"—"表示。不得撕毁或任意涂改，确需更改时，应划去后在旁边重写，并在更改处盖本人图章、签字和更改日期，签字盖章要写全名，不得只写姓氏。

3）中药饮片的分类储存与养护

中药饮片一般按根及根茎类、果实种子类、全草类、叶类、花类、皮类、茎木类、树脂类、动物类、矿物类及其他类等分类储存。分类储存还包括毒性中药、贵细中药等，应单独分库（区）存放。易虫蛀的中药饮片、易生霉变质的中药饮片也可分类集中存放，利于储存养护。

（1）易虫蛀中药饮片的储存养护

中药饮片经虫蛀后易变色变味以致降低或丧失疗效。该类中药饮片一般可分为极易虫蛀、易虫蛀、一般虫蛀3类。经炮制加工后的饮片，仓虫多在片面、段、丝的空隙或裂痕处及碎屑中生存。饮片药斗、木箱内壁、缝隙、死角处也易藏匿仓虫和虫卵。

对饮片仓库害虫的防治是防治并举，防重于治。每周检查时应按堆放次序，逐个进行。首先检查堆垛周围和上面以及垛底是否有虫丝或蛀粉等，然后对易生虫的中药饮片的重点品种进行开箱拆包检查。检查时，若不易从外观上判断是否虫蛀，可采取剖开、折断、打碎、摇晃等

方法进行。对大垛中药饮片,首先注意货垛所处的环境,因每个角、每个面、上中下层所接触的温度不同,可以用抽查方法,及时掌握温湿度的变化情况,以防止吸潮后霉变虫蛀。在夏季要经常检查易虫蛀的中药饮片,发现虫卵及时处理,将虫蛀的饮片拣出处理。加强对易生虫的中药饮片的养护,应严格控制库房温湿度。

(2)易霉变中药饮片的储存养护

①严格控制中药饮片的含水量。易霉变中药饮片入库前应检查干燥程度,有条件的在入库前应按标准测定饮片含水量,含水量过高的应通风晾晒或烘干后再入库。

②控制好库房温湿度。

③定期倒垛。将中药饮片从上到下逐层扒落,移到另一货位上,将底层的商品移到新货位上层,并将原货位清扫干净及通风散湿。在储存中要经常检查易霉变中药饮片的干燥程度及是否有霉菌附着。

④采取合理的堆码形式。对于易霉变的饮片不应堆码过高,应以12~15层为宜,包件之间应留有通风的空隙。

⑤库房应整洁卫生,霉变的高发季节,要做好预防准备。

(3)易泛油中药饮片的储存养护

易泛油的中药饮片如当归、怀牛膝、独活、火麻仁、桃仁、苦杏仁等,应放在阴凉通风处储存,并严格控制仓库内温湿度,避免日晒。

(4)易变色中药饮片的储存养护

中药饮片在储存中发生颜色变化,主要是由于酶及非酶的作用产生分解或聚合反应,或由于日光照射,破坏了色素,使中药饮片颜色发生变化。易变色饮片如月季花、梅花、玫瑰花、合欢花、款冬花、西红花、金银花等。

①密封法。库存量大的可以整库封存,药店、医院药房可以小件容器密封,密封前应检查水分含量,使其达到安全水分标准后再密封。

②吸潮法。采用吸潮剂吸潮,应将饮片装在纸袋中封好,或采用机械吸湿法吸潮。

③干燥法。饮片含水量高于安全水分标准,可使饮片变色,应放入烘干箱烘干后储存。

④通风法。掌握仓库温湿度,定时通风。

(5)易散失气味中药饮片的储存养护

含有挥发性成分的中药饮片因储存不当,如温湿度过高,储存时间过长,在空气中氧化、分解等,可使含挥发性成分的饮片逐渐失去固有的气味。如薄荷、佩兰、荆芥、广藿香、香薷、紫苏叶、细辛、八角茴香、丁香、檀香、沉香、肉桂等。

①低温低湿。气味易散失中药饮片应储存在干燥阴凉避光库房内,不宜多通风。

②密封储存。不常出库的饮片可采取此方法,存放在小库房里密封或以小件密封。

③管理上"先进先出"。含有挥发性成分的饮片应坚持"先进先出"的管理方法,储存时间不宜过长。

5.3.3 中成药储存与养护

1)中成药的分类储存

中成药的储存通常采用分类储存,即把储存地点划分为若干区,每个区又划分为若干货位,依次编号,设立货位卡,保证卡、货、账相符。按剂型和药物自身特性要求,根据内服、外用的原则,尽可能将性质相同的药物储存在一起,然后根据具体储存条件,选择每一类中成药最适宜的货位。

（1）一般固体中成药

如丸剂、散剂、颗粒剂、片剂等易受潮、散气、泛油、结块、发霉、虫蛀等,其中丸剂、片剂久贮易失润、干枯、开裂。宜储存于密封库房,防止吸潮霉变,并控制库温25 ℃以下,相对湿度75%以下。

（2）注射剂

如复方丹参注射液、脉络宁等大小容量的注射剂,怕热、怕光,易产生沉淀、变色等澄明度不合格现象。宜储存于20 ℃以下的阴凉库,避光、避热、防冻保存。货件堆垛不宜过高,避免重压。

（3）其他液体及半固体制剂

如糖浆剂、口服液、合剂、酒剂、酊剂、露剂、煎膏剂、流浸膏剂及浸膏剂等,其性质怕热、怕光、易酸败、发酵。宜储存于阴凉干燥库房,避热、避光、防冻。另外,这类成药包装体积大、分量重,宜储存于仓库的低层库房,以便于进出库。

（4）胶剂、膏药等中成药

如阿胶、鹿角胶、麝香壮骨膏等,前者受热易变软、粘连;后者易挥发散气,失去黏附力。储存时宜将内服、外用及不同性质的中成药分别储存于阴凉、密封较好的小库房或容器内,防热、防潮。

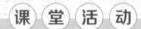

课 堂 活 动

　　根据影响药品稳定性的因素和常见中成药剂型的特点,谈谈中成药在储存过程中容易发生哪些质量变异现象,以及如何防止。

2）中成药易变品种的养护

中成药品种繁多,组方复杂,制备工艺烦琐,有效成分又多为混合物,因此出厂后容易发生质量变化。为了减少或避免这些问题的发生,现将常见中成药易变品种的养护技术介绍如下。

（1）丸剂

丸剂系指原料药或与适宜的辅料以适当方法制成的球形或类球形固体制剂。依据所使用辅料的不同,中药丸剂可分为蜜丸、水蜜丸、水丸、糊丸、蜡丸、浓缩丸和滴丸等。蜜丸是较易变异的一种剂型,如健脾丸、六味地黄丸等。

储存时除另有规定外,丸剂应密封储存,防止受潮、发霉、虫蛀、变质,还应防止重压。尤其在夏末秋初梅雨季节,空气相对湿度大,温度高,应经常检查包装是否完整和库房的温湿度,库温28 ℃以下,相对湿度70%以下;少量丸剂可储存于装有生石灰等干燥剂的缸内,量大的包装宜存于阴凉库内,注意防潮、防蛀,保持库房清洁卫生。

除另有规定外,蜜丸和浓缩蜜丸中所含水分不得过15%;水蜜丸和浓缩水蜜丸不得过12%;水丸、糊丸、浓缩水丸不得过9%。

（2）片剂

片剂系指原料药物或与适宜辅料制成的圆形或异型的片状固体制剂。除含有主药外，还含有淀粉等赋形剂，如健胃消食片。湿度大时，易吸潮而出现松片、裂片、变色、霉变等现象。

除另有规定外，片剂应密封储存。宜储于密闭干燥处，遮光、避热、防潮。库温30℃以下，空气相对湿度35%～75%为宜。采用无色或棕色玻璃瓶或塑料瓶加盖密封，瓶内可加吸湿剂，也可用塑料袋或铝塑包装密封。不宜久贮，严格效期管理，先产先出，避免过期失效。

（3）散剂

散剂系指原料药物或与适宜的轴料经粉碎、均匀混合制成的干燥粉末状制剂。散剂因与空气的接触面比较大，极易吸潮、结块。尤其是富含淀粉或挥发性成分的散剂，还易虫蛀、霉变或成分挥发，如参苓白术散。

除另有规定外，散剂应密闭储存，含挥发性原料药物或易吸潮原料药物的散剂应密封储存。生物制品应采用防潮材料包装。储存时注意防潮、防结块、防霉蛀，避免重压、撞击。注意检查包装是否完整，有无破漏、湿润的痕迹；同时要检查是否有结块、生霉、虫蛀现象，检查库房温湿度。

（4）胶囊剂

胶囊剂系指原料药物与适宜辅料充填于空心胶囊或密封于软质囊材中制成的固体制剂，可分为硬胶囊、软胶囊（胶丸）、缓释胶囊、控释胶囊和肠溶胶囊，主要供口服用。胶囊剂容易吸收水分出现膨胀变形、表面失去光泽，甚至霉变、软化、粘连、破裂；库温过低或过于干燥，胶囊易破壳、漏油、漏粉；温度过高，胶囊又易熔化、粘连，如牛黄降压胶囊。

除另有规定外，胶囊剂应密封储存，其存放环境温度不高于30℃，湿度应适宜，防止受潮、发霉变质。

（5）糖浆剂

糖浆剂系指含有原料药物的浓蔗糖水溶液。糖浆剂含蔗糖量应不低于45%（g/mL）易被霉菌等污染，出现霉变、分解酸败、浑浊等现象，如急支糖浆。在储存期间不得有发霉、酸败、产生气体或其他变质现象，允许有少量摇之即散的沉淀。盛装容器宜用清洁、干燥的棕色瓶，灌装后密封。除另有规定，糖浆剂应密封，避光置干燥处储存。堆码时注意不要倒置，重压。经常检查封口是否严密。

（6）煎膏剂

煎膏剂系指饮片用水煎煮，取煎液浓缩，加炼蜜或糖（转化糖）制成的半流体制剂，如枇杷膏、益母草膏等。药液浓度过稀或库温过高、储存时间过长，极易发霉、发酵、变酸或析出糖的结晶，从而造成质量不合格。

除另有规定外，煎膏剂应密封，置阴凉处储存。防止日光直射和库房温湿度过高。

（7）注射剂

注射剂系指原料药物或与适宜的辅料制成的供注入体内的无菌制剂。注射剂分为注射液、注射用无菌粉末与注射用浓溶液等。除另有规定外，注射剂应避光储存。若储存保管不当，极易受光、热等因素影响，发生变色、沉淀；温度过低又易"破瓶"或结冰，如清开灵注射液。

中成药的储存与养护工作应贯彻预防为主的原则，在质量管理部门的技术指导下，依照分类储存的要求合理存放药品，实行色标管理。做好库内温湿度监测、记录工作，当温湿度超出规定范围时,应采取降温、保温、除湿、增湿等措施。每年对库房内中成药进行 1~2 次全面质量检查。平时应定期进行循环质量检查;一般品种每季度检查一次,有效期、易变品种酌情增加检查次数。认真填写库存药品养护记录,建立药品养护档案。

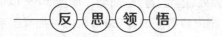

- 知识点掌握情况:
- 人生规划的启发:
- 自我评价:
- 名言:世上无难事,只要肯攀登!

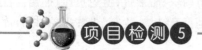

一、选择题

(一)单项选择题

1.下列药材容易风化的是(   )。

    A.冰片　　　　　　　B.龙骨　　　　　　　C.芒硝　　　　　　　D.乳香

2.下列药材易泛油的是(   )。

    A.苦杏仁　　　　　　B.山药　　　　　　　C.芒硝　　　　　　　D.大黄

3.下列中药具有升华性的是(   )。

    A.山药　　　　　　　B.樟脑　　　　　　　C.芒硝　　　　　　　D.黄芩

4.引起中药发生质量变异的内因之一是(   )。

    A.空气　　　　　　　B.湿度　　　　　　　C.中药含水量　　　　D.高温

5.乳香受热易(   )。

    A.泛油　　　　　　　B.风化　　　　　　　C.潮解　　　　　　　D.粘连

6.要对一批 300 件的中药饮片进行验收,其取样量为(   )。

    A.取样 5 件

    B.按 5% 取样

    C.按 10% 取样

    D.100 件之内按 5% 取样,超过 100 件部分按 1% 取样

7.常用中药饮片的养护技术中不包括(   )。

    A.气调养护法　　　　　　　　　　　B.密封养护法

    C.冷藏养护法　　　　　　　　　　　D.高温养护法

8.宜与泽泻同贮的是(   )。

    A.丹皮　　　　　　　B.细辛　　　　　　　C.花椒　　　　　　　D.冰片

9.糖浆剂保管养护的关键是(   )。

    A.防霉败　　　　　　B.防沉淀　　　　　　C.防变色　　　　　　D.防潮

10.中药注射剂最易发生的质变现象是(　　)。

 A.霉变   B.沉淀   C.潮解   D.挥发

11.药物受潮后,在适宜温度下造成霉菌滋生和繁殖,在药物表面布满菌丝的现象为(　　)。

 A.发霉   B.潮解   C.变色   D.风化

12.某些含有结晶水的矿物药,经风吹日晒或过分干燥逐渐失去结晶水成为粉末的现象为(　　)。

 A.发霉   B.潮解   C.变色   D.风化

13.某些盐类固体药物容易吸收潮湿空气中的水分,表面慢慢溶化成液体状态为(　　)。

 A.潮解   B.虫蛀   C.变色   D.风化

14.某些熔点比较低的固体树脂类或动物胶类药物,受潮、受热后黏结成块的现象为(　　)。

 A.发霉   B.粘连   C.变色   D.风化

15.一般炮制品的含水量宜控制在(　　)。

 A.2%～5%   B.3%～7%   C.7%～13%   D.15%～17%

16.当气温较高时,含脂肪油多的饮片就容易出现(　　)。

 A.挥发   B.泛油   C.潮解   D.粘连

17.不适合花类药材储存的措施是(　　)。

 A.阴干   B.避免重压   C.避免火烤或暴晒   D.硫黄熏仓

18."哈喇"属于(　　)变异现象。

 A.潮解   B.粘连   C.腐烂   D.泛油

19.中药饮片片剂的验收,异形片不得超过(　　)。

 A.10%   B.5%   C.15%   D.20%

20.凡含挥发油多的药材,切成饮片后干燥温度不能过高,一般应在60 ℃以下,以免损害有效成分。应置于阴凉、干燥处储存。下列不属于这类药材的是(　　)。

 A.薄荷   B.当归   C.知母   D.川芎

(二)多项选择题

1.下列属于中药材常见的质量变异现象是(　　)。

 A.霉变   B.虫蛀   C.泛油   D.粘连   E.变色

2.影响饮片变质的环境因素是(　　)。

 A.水分   B.空气   C.温度   D.日光   E.湿度

3.水丸易发生的变异现象有(　　)。

 A.霉变   B.挥发   C.虫蛀   D.松碎   E.结皮

4.中药饮片验收的依据包括(　　)。

 A.《中华人民共和国药典》(一部)   B.验收人员的经验

 C.《全国中药炮制规范》   D.进货合同

 E.入库凭证上所要求的各项质量条款

5.中药饮片的入库验收内容包括(　　)。

 A.包装检查   B.标签标识检查   C.显微鉴别

D.理化鉴别 E.含水量测定

6.中药饮片在储存过程中发生虫蛀、发霉、泛油、变色、变味等变异现象,主要与哪些自然因素有关?(　　　)

A.空气 B.日光 C.温度 D.湿度 E.微生物

7.胶囊剂的保管养护方法有(　　　)。

A.密封 B.防潮 C.防热 D.冷处 E.防重压

8.易泛油的药材的基本养护措施是(　　　)。

A.低温法 B.吸潮法 C.气调法 D.化学防治法 E.高温法

9.预防中药材发霉的方法有(　　　)。

A.低温法 B.吸潮法 C.气调法 D.化学防治法 E.密封法

10.注射剂的储存方法有(　　　)。

A.避光 B.防沉淀 C.防冻结 D.防吸潮 E.防高热

二、简答题

1.简述中药常见的质量变异现象。

2.微波干燥灭虫的优点有哪些?

3.丸剂应如何储存养护?

4.软膏剂在储存中应注意哪些问题?

5.简述栓剂的质量变异现象及其原因。

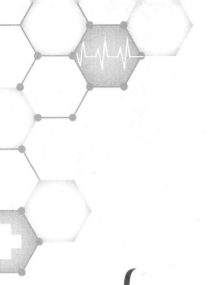

项目6
生物药品储存与养护

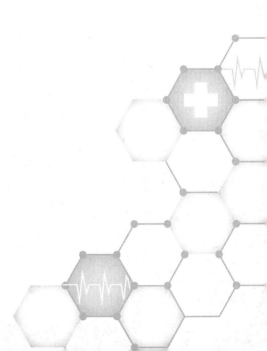

【学习目标】

1.了解生物药品的种类；

2.熟悉生物药品的质量变异现象；

3.掌握生物药品的质量变异原因；

4.掌握生物药品的储存与养护方法。

思维导图 6

▶▷ **导学情景**

蛋白质广泛存在于生物体内,是组成细胞的基础物质。

讨论:你知道蛋白质与药品的关系吗?

音频 6.1　生物
体内蛋白质
与药品的关系

任务 6.1　生物药品的种类

通常把天然存在于生物体(动物、植物、微生物和海洋生物)中,通过提取、分离、纯化获得的具药理作用的有效成分称为天然生化药品。一般按其化学本质和药理作用进行分类和命名。如氨基酸类药品、多肽和蛋白质类药品、酶与辅酶类药品、核酸及其降解物和衍生物类药品、多糖类药品、脂类药品和细胞生长因子与组织制剂等。生物制品包括预防用制品、治疗用制品和诊断用制品。预防用制品主要指各类疫苗(卡介苗、甲肝疫苗、白喉类毒素等)。治疗用制品有特异性治疗用品与非特异性治疗用品,前者如狂犬病免疫球蛋白,后者如清(白)蛋白等。诊断用制品中最主要的是免疫诊断用品,如结核菌素、锡克试验毒素及多种诊断用单克隆抗体、酶联免疫诊断试剂等。血液制品包括静脉注射用丙种球蛋白,各种特异性免疫球蛋白,血液中各种成分如红细胞、白细胞、血小板、血浆蛋白等。

由于基因工程的应用开发,生物药品也不再局限于来自天然材料加工而成的产品,也可来自人工合成的化合物。在痛症、多发性硬化症、贫血、发育不良、糖尿病、肝炎、心力衰竭、血友病、囊性纤维变性及一些罕见的遗传性疾病的诊断与治疗上,生物药品也发挥着越来越大的作用。随着生物科学的迅速发展,生物药品在品种和数量上都得到了快速发展。在此领域中将会出现更多的高效、特异性优良的药品和试剂,使人类及时地了解和控制病情,更快得到治疗和康复。

6.1.1　按临床用途分类

1)治疗药品

生物药品对许多常见病、多发病有着很好的疗效,如应用抗生素治疗感染、应用胰岛素治疗糖尿病。对于某些疑难病,如免疫性疾病、内分泌性疾病、肿瘤、心脑血管疾病等,生物药品的治疗效果是其他药品难以比拟的。

2)预防药品

许多疾病,尤其是传染性疾病,如天花、脊髓灰质炎、乙型肝炎等,预防远比治疗更为重要。生物药品尤其是各种疫苗在预防疾病方面已经显示了其不可替代的作用。

3)诊断药品

部分临床诊断试剂属于生物药品,这也是生物药品的重要用途之一。如诊断乙型肝炎的酶联"两对半"诊断试剂;做血型鉴定的标准血清。生物诊断试剂的特点是速度快、灵敏度高、特异性强。

6.1.2 按化学本质和化学特性分类

1) 氨基酸及其衍生物类

该类药品包括天然氨基酸和氨基酸混合物,以及氨基酸衍生物。这类结构简单、分子量小、易制备的药品,约有60多种。主要品种有谷氨酸、蛋氨酸、赖氨酸、天冬氨酸、精氨酸、半胱氨酸、苯丙氨酸、苏氨酸和色氨酸。

音频 6.2 氨基酸的运用举例

2) 多肽与蛋白质类

多肽和蛋白质的化学性质相似,但分子量不同,蛋白质分子量较多肽大,因此在生物学上的性质差异也较大,免疫原性也不同。常用的多肽类药品有缩宫素、降钙素、胰高血糖素等;蛋白质类药品有丙种球蛋白、人血白蛋白、胰岛素等。

3) 酶及辅酶类

酶的化学本质依然是蛋白质,但因其具有特殊的生化功能,故可单独列为一类。酶类药品用处十分广泛,如胃蛋白酶、凝乳酶、纤维素酶、麦芽淀粉酶等有助消化作用;溶菌酶、胰蛋白酶、糜蛋白酶、胰DNA酶、菠萝蛋白酶、无花果蛋白酶等可用于消炎、消肿、清创、排脓和促进伤口愈合;胶原蛋白酶用于治疗褥疮和溃疡;木瓜凝乳蛋白酶用于治疗椎间盘突出症;弹性酶能降低血脂,用于防治动脉粥样硬化;血管舒缓素有扩张血管、降低血压的作用。

音频 6.3 酶的运用举例

4) 核酸类及其衍生物类

核酸类及其衍生物类包括核酸(DNA、RNA)、单核苷酸、多聚核苷酸、核苷、碱基等。人工化学修饰的核苷酸、核苷、碱基等衍生物也属于此类药品。

音频 6.4 核酸类及其衍生物类的运用举例

5) 糖类

糖类以黏多糖为主。化学结构中都具有多糖结构,由糖苷键将单糖连接而成。由于单糖结构、糖苷键的位置不同,其种类繁多,药理功能各异,广泛存在于各种生物中。

6) 脂类

脂类药品包括许多非水溶性的但能溶于有机溶剂的小分子生理活性物质,其化学结构差异较大,包括脂肪酸、磷脂等药品。

音频 6.5 糖类的运用举例

7) 生物制品类

从微生物及各种动物和人源的细胞、组织和液体生物材料直接制备或用现代生物技术等方法制备的,用于人类疾病预防、治疗和诊断的药品,统称为生物制品。此类药品有疫苗、免疫血清、血液制品、细胞因子、诊断制品等。

音频 6.6 脂类的运用举例

8) 动物器官或组织制剂

该类药品是指利用动物脏器或其他器官、组织,经过粗加工,未完全分离、精制,其有效成分是混合的或尚待分析,但临床上确有疗效的一类粗提物制剂。该类药品有近40种,如动脉浸液、脾水解物、骨宁、眼宁、蜂王浆、蜂毒、地龙浸膏、水蛭素等。

6.1.3 按原料来源分类

1) 植物组织来源的药品

该类药品是由植物制得的具有生物活性的天然有机化合物,如酶、蛋白质、核酸等。我国药用植物资源极其丰富。近年来,对植物中的蛋白质、多糖、酯类、核酸类等生物大分子物质的研究和利用逐渐引起了人们的重视,分离出的品种也不断增加,如相思豆蛋白、菠萝蛋白酶、木瓜蛋白酶、木瓜凝乳蛋白酶、无花果蛋白酶、苦瓜胰岛素、前列腺素 E、伴刀豆球蛋白、人参多糖、刺五加多糖、黄芪多糖、天麻多糖、红花多糖、薜荔果多糖、茶叶多糖以及各种蛋白酶抑制剂等。

2) 动物组织来源的药品

该类药品包括所有由动物脏器、组织制得的品种,如胰岛素、肝素等。最初的生化药品实际上大多数都来自动物的脏器。动物来源的生化原料药品现已有 160 种左右,主要来自猪,其次来自牛、羊、家禽等,主要从动物的脑、心、肺、肝、脾、胃肠及黏膜、脑下垂体、血液、胆汁等脏器中获得。此外,肾、胸腺、肾上腺、松果体、扁桃体、甲状腺、睾丸、胎盘、羊精囊、骨及气管软骨、眼球、毛及羽毛、牛羊角、蹄壳、鸡冠、蛋壳等也是生化制药的原料。但由于种属差异,此类药品的不良反应较人体组织来源的生物药品多。

人体提供的原料制成的生物药品品种较多,疗效好,且副作用少,目前应用较多的品种主要有人血白蛋白、人胎盘内种球蛋白等。但由于人体提供的原料受到法律或伦理方面的严格限制,故未来批量生产寄托在生物技术制药的研究上。

3) 微生物来源的药品

微生物的种类繁多,包括细菌、放线菌、霉菌、酵母菌等。它们的生理结构和功能较简单,可变异,易控制和掌握,生长期短,能够实现工业化生产,是生化制药非常有发展前途的资源。抗生素是该类药品的典型代表。此外,很多氨基酸、维生素、酶类等药品也可由微生物大量制得;许多基因工程药物也借助微生物制得。现已知微生物的代谢产物已超过 1 000 多种,微生物酶也近 1 300 种,开发的潜力巨大。

4) 海洋生物来源的药品

海洋生物是丰富的药品资源宝库。目前生存在海洋里有 20 多万种生物,它们统称为海洋生物。从海洋生物中制取的药品,称为海洋药品。20 世纪 80 年代后,经现代精密分析仪器分析,让更多复杂的海洋生物微量活性成分能得到快速分离、提纯和鉴定。它们的特异化学结构多是陆地天然物质无法比拟的。许多物质具有抗菌、抗病毒、抗肿瘤、抗凝血等药理活性作用,这些活性物质的发现为海洋新药研发打下了基础。

5) 人工生物技术来源的药品

生物技术药品是通过生物技术——基因工程技术和杂交瘤细胞技术生产的生物药品。原先,这些药品多数由动物材料或微生物源获得,但因受资源与工业成本的限制,已不可能用常规的生化方法来大量提取产品。现在,有不少品种应用 DNA 重组技术来生产,如白细胞介素、红细胞生成素等。

任务 6.2　生物药品的质量变异现象

生物药品稳定性差,有的还是活微生物,生物活性易消失,一般都怕热、怕光、怕冻,如血液制品在室温下保管容易变质失效。除另有规定外,多数药品适宜在 2~10 ℃ 干燥低温条件下保存;除冻干制品外,温度过低也可使含蛋白制剂、乳剂、胶体制剂冻结,析出沉淀或变性分层。药品即使储藏条件适宜,久存也易降低效价或变质。如肾上腺素受到光照的影响可发生氧化反应逐渐变为红色至棕色,甚至不可使用;除了上述因素外,尚有药品的包装容器及材料等因素也可对药品的质量产生影响。

6.2.1　影响稳定性的内在因素

影响生物药品稳定性的内在因素除了与生物药品的处方组成和生产工艺有关以外,主要与生物药品本身的化学性质和物理性质有关,这些因素往往不单纯表现在一个方面,有时几个方面同时影响。

1) 化学影响因素

（1）水解性

水解的范围很广,包括盐类、酯类、酰胺类、苷类和其他水解。

酯类药品水解的难易程度差异较大。有的较易水解,如阿司匹林在湿空气中就可以缓缓水解生成水杨酸和乙酸;有的酯类药品比较稳定,可以制成比较稳定的水溶液制剂（如注射液）,但在偏碱性的溶液中及热压灭菌处理或久储后也容易水解。

音频 6.7　水解
的介绍

（2）氧化性

氧化反应是药品分解失效的重要因素之一。大多数药物的氧化分解,包含自由基的自氧化反应,结果使药品变质,颜色变深,形成沉淀物,或产生有毒物质。如有机砷剂氧化后,颜色变暗,毒性增加;麻醉乙醚氧化后生成有毒的过氧化物等。具有氧化性的药物,遇光易还原而变质,如过氧化氢、硝酸银、呋喃西林等。

（3）还原性

一些具有还原性的药物易被空气中的氧或化学氧化剂所氧化,即自动氧化和化学氧化。药品在流通过程中所发生的氧化多由空气中的氧所引起的,这类氧化常使药品变质失效,是影响药品稳定性的重要原因。影响药品自动氧化的因素是复杂的,如氧浓度、溶液 pH、光、温度、水分、附加剂以及金属离子等。

（4）其他因素

药物的异构化、脱羧、聚合、碳酸化以及霉变,都会影响药品的稳定性。

2）物理影响因素

（1）吸湿性

吸湿性是药物的重要特性。药物吸湿后可发生结块、潮解、稀释，甚至发霉、分解变质等现象。如氯化钙易吸湿潮解，胃蛋白酶易吸湿发霉。

音频6.8　物理稳定性概念介绍

（2）风化性

许多含有结晶水的药物都易风化。例如芒硝（$Na_2SO_4 \cdot 10H_2O$）。药物风化后，药效虽未改变，但因失水量不定，往往影响使用剂量的准确性。

（3）挥发性

一些沸点较低的药物成分常温下就能变为气体扩散到空气中，如乙醇、挥发油、樟脑等，它们在常温下即有很强的挥发性。

（4）升华

有些固态药物不经过液态而变为气态，这种性质称为药物的升华。例如碘、冰片、樟脑、薄荷脑、麝香草酚等均具有升华的性质。

（5）熔化

某些药物在一定温度下即开始熔化。例如以香果脂或可可豆酯作基质的栓剂，在夏季因库温过高而发生熔化。

（6）冻结性

某些以水或稀乙醇作溶剂的液体药物，当温度过低时往往发生冰冻，导致体积膨胀而引起容器破裂。

6.2.2　影响稳定性的外在因素

1）温度

温度对生物药品质量的影响很大，温度过高或过低都能促使生物药品变质失效。温度对生物药品的影响，可以从温度过高和温度过低两个方面说明。高温可促使生物药品发生化学和物理的变化，从而影响生物药品的质量。一般生物药品均宜储存于冷处，但温度过低也能使一些生物药品产生沉淀、冻结、凝固，甚至变质失效；有的则使容器破裂而造成损失。

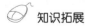知识拓展

温度差异过大的危害

1.温度过高

（1）促进变质：温度增高可促进氧化、水解、分解等化学反应或促进昆虫和微生物的生长繁殖而加速生物药品变质。例如抗生素受热后会加速分解失效，糖浆剂温度过高易发酵霉变。

（2）挥发减量：温度过高可使具有挥发性、沸点低的药品加速挥发而造成损失。如挥发油等挥发后可因含量的变化而影响药效。温度高可使含结晶水的药物加速风化。

（3）破坏剂型：温度过高易使糖衣片熔化粘连、软膏熔化分层、胶囊剂碎裂、栓剂粘连软化

变形等,失去原有剂型的作用。

2.温度过低

(1)过冷变质:例如生物制品因冻结而失去活性,胰岛素注射液久冻后可发生变性;乳剂、凝胶冻结后分层且无法恢复原状。

(2)冻破容器:注射剂及水溶液制剂在 0 ℃以下能发生冻结,体积膨胀,使玻璃容器破裂。

2)湿度

空气中水蒸气的含量称为湿度。空气中水蒸气含量越高湿度就越大;反之湿度越小。湿度对药品质量的影响很大,湿度过大能使生物药品吸湿而发生潮解、变形、发霉、稀释、水解;湿度过小又容易使某些生物药品风化或干裂。

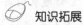 **知识拓展**

湿度差异过大的危害

(1)潮解:是指某些易溶于水的药品,露置于潮湿的空气中,逐渐吸收空气的水分,使其部分溶解呈现液状的现象,如胃蛋白酶等。

(2)变形:是指药品吸湿后引起物理形态改变的现象。如片剂、丸剂受潮后出现松片、裂片;胶囊剂受潮后粘连软化变形。

(3)稀释:是指一些具有吸水性的液体药品在潮湿的空气中能吸收水分而使浓度变小的现象。如甘油、干糖浆等。

(4)水解:是指有些药品吸收水分后能分解变质的现象。如阿司匹林吸潮后水解生成水杨酸和醋酸;青霉素吸潮水解生成青霉醛和青霉胺而失效。

(5)风化:是指许多含有结晶水的药物在干燥空气中容易失去结晶水的现象。有的药品风化后易察觉,如蓝色结晶硫酸铜风化后为白色粉末;有的不易察觉,如重硫酸奎宁含 10 个分子结晶水,无论失水与否均为白色粉末。

3)空气

空气是由许多气体组成的混合物,其主要成分是氮(体积分数约 78%)、氧(约 21%)、二氧化碳(约 0.04%)以及稀有气体(约 0.934%)等。此外,在空气中还含有水蒸气及灰尘等固体杂质和微生物。在工业城市或工厂附近还混杂有二氧化硫、硫化氢、氯化氢和氨等有害气体。

4)光线

光线是由不同波长的电磁波所组成。光线影响药品变质的过程中,紫外线起着主要作用,它能直接引起或促进药品发生氧化、变色、分解等化学反应。

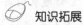 **知识拓展**

光线对药品的影响

在光的作用下进行的反应称为光化反应。光由各种波长的电磁波组成,除了可见光(波长在 390~770 nm)外,还有肉眼看不见的红外线和紫外线。红外线又称红外光,波长在 770 nm 以上,有显著热效应。紫外线又称紫外光,波长为 40~390 nm,能量较大。光线照射物质引起化学变化主要是因紫外线的作用,它能直接引起或促进(催化)药品的氧化、变色、分解等化学反应。

不同药品对光的敏感程度是不相同的,有的遇光变化较快,有的变化则较慢,有的仅受直射光的影响,而有的甚至仅受散光照射也可引起变化。光对药品的影响在很多情况下并不是孤立地起作用,而常常是伴随着其他因素(如氧气、水分、温度等)共同起作用的。如酚类药品及维生素 A、维生素 D 等是在光和氧的共同影响下,被氧化而失效;升汞溶液在水分参与下受光的作用分解出甘汞沉淀;维生素 C 在光照射下易被氧化,当加热使温度升高时可加速其被氧化,从而变色而失效;碘化钾在碳酸参与下受光照易被氧化并析出游离碘等。

5) 储存时间

药品储存时间对其质量也会有影响。有些药品即使储存条件适宜,但储存过久,也会引起变质失效。如抗生素类药品、生物制品、脏器制剂以及某些化学药品都规定有一定的有效期限,过期或效力降低,或毒性增加,或两者兼有。有些制剂的剂型,如乳剂、水剂、栓剂等即使无有效期规定,但时间过长也会影响质量,不能长久保存使用。

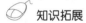 知识拓展

储存时间对药品的影响

药品储存时间还可以影响片剂的生物利用度。如阿司匹林片久储后崩解时限延长,溶出速度下降,可能是因水解生成的酸使崩解剂淀粉糊化所致。辅料采用阿拉伯胶或明胶浆制成的片剂,在储存中也可使崩解时间延长。

药品储存时限与外界因素(如空气、光、温度、湿度等)有一定关系。若储存不当,受外界因素的影响,虽储存时间不长或未过有效期,也有可能发生变质失效。一般说来,药品储存皆不宜过久。应注意先生产的产品先用,以免久储后影响药效。

6) 微生物和昆虫

药品在储存期间若暴露于空气中,微生物(细菌、霉菌、酵母菌等)和昆虫极易混入。由于微生物的繁殖可引起药品发霉、腐败从而造成变质失效,特别是含有营养性成分的药物制剂(如含淀粉、糖类、蛋白质类等)更易遭受污染、癌变或虫蛀。

若温度适宜,空气中湿度又较高,则更有利于微生物的生长繁殖。药品受微生物和昆虫的侵袭后,如长霉、虫蛀、染菌,都不能再供药用。

7) 容器

包装容器是直接盛装和保护药品的器物,种类很多,质量有别,对药品的影响也不一样。包装材料选择是否恰当、质量优劣对药品受外界环境的影响及药物自身的稳定都有直接的关系。包装药品常用的容器材料有玻璃、金属、陶瓷、塑料、纸质、橡胶等。

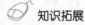

知识拓展

容器材质对药品的影响

(1)玻璃:玻璃性质稳定,不与药物及空气中的氧、二氧化碳等作用,但在溶液中可能会释放出碱性物质和不溶性脱片,这可通过改变玻璃化学组成及组成成分的比例来克服。

(2)金属:金属具有较高的机械强度,如锡、镀锡的铝、铝软管等,金属容器牢固、密封性能好,药物不易受污染。但一般金属的化学稳定性较差,易被氧化剂、酸碱性物质所腐蚀,选用时注意表面要涂环氧树脂保护层以耐腐蚀,但不宜用于氯化物的包装。

(3)陶瓷:陶瓷较玻璃硬,对多数化合物有良好的耐蚀性,但对氢氟酸及氢氧化钠(烧碱)不耐蚀,瓷质脆,有少许透光性。陶瓷可上釉,但应采用质量良好无毒的釉,即在加热或受潮之后不能析出铅,只有里外都上釉者才不透光。这类瓷器主要用于盛装软膏,也可用于盛装散剂等。

(4)塑料:塑料是聚氧乙烯、聚苯乙烯、聚乙烯、聚丙烯等一大类高分子聚合物的总称。塑料容器质轻,约为同容器玻璃重量的1/5。机械性能良好,耐碰撞,具有高度的耐蚀性,价格低廉。与玻璃相比较,塑料最大的缺点是有两向穿透性,即容器中的溶液可通过塑料进入环境,周围环境中的物质可通过塑料进入溶液中影响药物的稳定性。不同的塑料其穿透性也不相同,有些药物能与塑料中的添加剂发生理化作用,或药液黏附在容器壁上。总之,选用塑料包装时要根据其理化性质与药品性质、剂型等进行选择,必要时需做物理试验(如塑料与药液的相互作用及水蒸气透过试验)及生物试验(如毒性试验)等,以保证药品质量和用药安全。

(5)纸质容器:纸质容器重量轻,厚纸板还有定的弹性,具有不同程度的抗震作用,价格也很低廉。纸质包装遇潮、淋雨破损。上过胶者可防潮、防水,但不甚坚固;蜡纸防潮效果较好;玻璃纸不透油脂,可根据药物性质选择适宜的纸质包装。

(6)橡胶橡胶常被用来做塞子、垫圈、滴头等部件,使用时应注意橡胶塞与瓶中溶液接触可能吸收主药和防腐剂,需用该防腐剂浸泡后使用。橡胶塞用环氧树脂涂覆,可有效阻止橡胶塞中成分溶于溶液中而产生白点干扰药物分析等现象;还应注意橡胶塞中是否有与主药、抗氧剂和防腐剂相互作用的现象,以确保药品的质量。

任务 6.3　生物药品的储存与养护

6.3.1　温湿度自动监测系统

在储存生物药品的仓库中和运输生物药品的设备中配备温湿度监测系统,可对药品储存过程和生物药品运输过程的温湿度状况进行实时自动监测和记录,有效防范储运过程中可能发生的影响药品质量安全的各类风险,确保药品质量安全。

1) 温湿度自动监测系统的组成

温湿度自动监测系统由测点终端、管理主机、不间断电源以及相关软件等组成。各测点终端能够对周边环境温湿度进行实时数据的采集、传送和报警;管理主机可对各测点终端监测数据进行收集、处理和记录,并具有报警功能。

2) 温湿度要求及数据测量误差

(1) 温湿度要求

药品应按包装标示的温度要求储存,包装上没有标示具体温度的,按照《中国药典》规定的要求进行储存。储存药品相对湿度应为35%~75%。

(2) 数据测量误差

系统温湿度测量设备的最大允许误差,应当符合以下要求:

①测量范围在0~40 ℃,温度的最大允许误差为±0.5 ℃。

②测量范围在25~100 ℃,温度的最大允许误差为±1.0 ℃。

③相对湿度的最大允许误差为±3%RH。

3) 数据更新及记录时间

①数据更新时间:系统应当自动对药品储存运输过程中的温湿度环境进行不间断监测和记录。应当至少每隔1 min更新1次测点温湿度数据。

②数据记录时间:储存过程中至少每隔30 min自动记录1次实时温湿度数据,运输过程中至少每隔5 min自动记录1次实时温湿度数据。当监测的温湿度超出规定范围时,系统应当至少每隔1 min记录1次,实时温湿度数据。

③数据记录备份和保存时间:企业应当对监测数据采用安全、可靠的方式按日备份,备份数据应当存放在安全场所,数据应当至少保存5年。

4) 系统自动报警

当监测的温湿度数据达到设定的临界值或者超出规定范围,以及系统发生供电中断等情况,系统应当能够实现就地和在指定地点进行声光报警,同时采取短信通讯等方式对不少于3名指定人员报警。

5) 系统监测点数量的设置

药品库房或仓间安装的测点终端数量及位置,应当符合以下要求:

①每一独立的药品库房或仓库至少安装2个测点终端。

②平面仓库每300 m²面积至少安装1个监测终端,每增加300 m²面积至少增加1个测点终端,不足300 m²的按300 m²计算。仓库测点终端安装的位置不得低于药品货架或药品堆码垛高度的2/3位置。

③高架仓库或全自动立体仓库的货架层高在4.5~8 m的,每300 m²面积至少安装2个测点终端,并均匀分布在货架上、下位置;货架层高在8 m以上的,每300 m²面积至少安装3个测点终端,并均匀分布在货架的上、中、下位置;不足300 m²的按300 m²计算。

高架仓库或全自动立体仓库上层测点终端安装的位置,不得低于最上层货架存放药品的最高位置。

④储存冷藏、冷冻药品仓库测点终端的安装数量,应当符合上述各项的要求,其计算安装

数量的单位按每 100 m^2 面积计算。

⑤每台独立冷藏、冷冻药品运输车辆或车厢,安装的温度测点终端数量不得少于 2 个。

车厢容积超过 20 m^2 的,每增加 20 m^3 至少增加 1 个测点终端,不足 20 m^3 的按 20 m^3 计算。每台冷藏箱或保温箱至少应当放置 1 个可移动的测点终端。

6) 测点终端的安装与校准要求

（1）安装要求

测点终端的安装布点位置应当考虑仓库的结构、出风口、门窗、散热器分布等因素,防止因安装位置不合理而影响对环境温湿度检测的准确性。

测点终端应当安装牢固、位置合理准确,可有效防止储运设备作业及人员活动对监测设备造成影响或损坏,测点终端的安装位置不得随意调整。

（2）校准要求

企业应当至少每年对测点终端进行 1 次校准,对系统设备进行定期检查、维修、保养,并建立档案。

6.3.2 防虫处理

1) 仓库常见害虫种类

仓库害虫的种类很多,主要有药材甲、米象、咖啡豆象、印度谷螟、地中海粉螟等。

2) 常见害虫感染途径及预防方法

常见害虫感染途径及预防方法,见表 6-1。

表 6-1　常见害虫感染途径及预防方法

感染途径	原因	预防方法
货物内潜伏	货物在入库前已有害虫潜伏其中,如中药材内一般均含有害虫或虫卵,在加工的过程中如果没有进行彻底的杀虫处理,成品中就会出现害虫	做好货物入库前的检疫工作,确保入库货物不携带害虫及虫卵
包装内隐藏	仓库包装物内藏有害虫,入库货物放入包装后,害虫就会危害货物	对可重复利用的包装物进行定期消毒,杀死其中隐蔽的害虫
运输工具感染	运送过带有害虫的运输工具,害虫就可能潜伏在运输工具中,进而感染其他货物	注意对运输工具的消毒,运输时严格区分已感染货物与未感染货物
仓库内隐藏	害虫还有可能潜藏在仓库建筑的缝隙以及仓库内的各种备用器具中,或者在仓库周围生长,并最终带入仓库	做好库房内、外环境的清洁工作,对库房内用具进行定期消毒,防止害虫滋生
邻垛间相互感染	当某一货垛感染了害虫后,害虫会爬到邻近的货垛上继续危害	对已感染了害虫的货垛及时隔离,并对其相邻货垛进行严密监控

3)仓库害虫的防治

(1)卫生防治

库房要保持清洁卫生,使害虫不易滋生,彻底清理仓具和密封库房内外缝隙、孔洞等,严格进行消毒;严格检查入库货物,防止害虫入库内,并做好在库货物的经常性检查,发现害虫及时处理,以防蔓延。

(2)物理防治

①暴晒法:适宜于一般不易变色、融化、脆裂、泛油的药材。一日中较适宜暴晒时间为上午9时至下午5时,以下午1—3时温度最高,暴晒过程中每隔0.5~1 h翻动一次,以便晒匀,加速水汽散发。晒完还须摊晾,使热气散尽后,再包装堆垛。

②高温干燥法:某些易吸湿的品种或含水量较高的品种,可采用烘箱或烘房进行干燥,既可杀虫,也可控制药物的含水量。

③低温冷藏法:一般温度控制在8 ℃以下,环境温度−4 ℃为仓库害虫的致命临界点。

(3)化学防治

①少量药物化学防治法:利用乙醇挥发的蒸气防治仓库害虫,将一定浓度的乙醇放在敞口容器内,然后存放储品容器中,但不得沾染药物。可使用75%~95%浓度的乙醇,使蒸气逐渐挥发,达到防虫杀虫的目的。

②大量药物化学防治法:常用的药剂性质可分为触杀剂和熏蒸剂两大类。为了达到经济、有效、安全之目的,一般多与其他防治方法配合使用。

(4)其他防治

包括自然降氧防治法、低氧低药量防治法、气调养护防治法、远红外干蒸法、微波防治法、电离辐射防治法等。

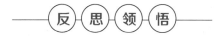

- 知识点掌握情况:
- 人生规划的启发:
- 自我评价:
- 名言:每一发奋努力的背后,必有加倍的赏赐!

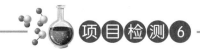

一、选择题

(一)单项选择题

1.生物药品中,按照临床用途分类的是(　　)。

 A.谷氨酸　　　　B.天冬氨酸　　　　C.苏氨酸　　　　D.标准血清

2.属于基因重组类的是 (　　)。

A.活性蛋白质　　B.动物　　　　　　C.植物　　　　　　D.微生物

3.属于植物组织来源的是（　　）。

A.血液制品　　　B.免疫血清　　　　C.刺五加多糖　　　D.动脉浸液

4.属于微生物来源的是（　　）。

A.鱼类　　　　　B.海藻类　　　　　C.细菌　　　　　　D.白细胞介素

（二）多项选择题

1.生物药品中,属于核酸类的是（　　）。

A.核酸　　　　　B.单核苷酸　　　　C.碱基　　　　　　D.脑磷脂

2.属于脂类的是（　　）。

A.脂肪酸　　　　B.酶　　　　　　　C.磷脂　　　　　　D.微生物

3.属于人工生物技术来源的是（　　）。

A.茯苓多糖　　　B.细菌　　　　　　C.白细胞介素　　　D.红细胞生成素

二、思考题

1.生物药品的概念是什么？

2.生物药品的分类方法有哪些？

3.影响生物制品储存安全的因素有哪些？

4.生物制品的储存养护方法有哪些？

项目7
特殊管理药品储存与养护

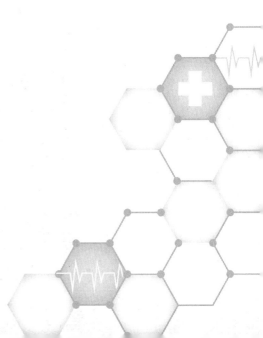

【学习目标】

1.了解特殊管理药品的分类；

2.熟悉特殊管理药品的管理措施；

3.熟悉麻醉药品、精神药品的储存和保管要求；

4.熟悉毒性药品和放射性药品的储存和保管要求。

思维导图 7

▶▷ **导学情景**

70 岁的王爷爷不幸患上癌症,经过医生确诊后给予适当的治疗。为了提高患者的生活质量,医生推荐王爷爷使用吗啡这种阿片类止痛药。医生交代吗啡易被氧化,遇光易变质和易溶于水,储存时最好密封保存,置于阴暗、通风、干燥的地方。

讨论:吗啡有哪些危害? 请谈谈你的看法和建议。

音频 7.1　吗啡
　　的危害

任务 7.1　特殊管理药品的分类

7.1.1　特殊管理药品的含义

《中华人民共和国药品管理法》第六十一条规定,疫苗、血液制品、麻醉药品、精神药品、医疗用毒性药品、放射性药品、药品类易制毒化学品等国家实行特殊管理的药品不得在网络上销售。

《中华人民共和国药品管理法》规定,国家对麻醉药品、精神药品、医疗用毒性药品、放射性药品实行特殊管理。故将麻醉药品、精神药品、医疗用毒性药品和放射性药品定义为特殊管理药品,简称"麻、精、毒、放"(图 7-1)。

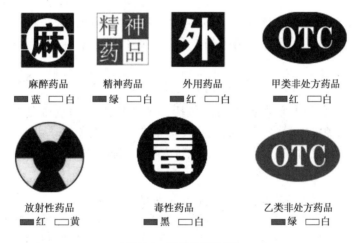

图 7-1　特殊药品标识

1) 麻醉药品

麻醉药品指具有依赖性潜力,连续使用、滥用或不合理使用易产生生理依赖性和精神依赖性(即成瘾性),列入麻醉药品目录的药品和其他物质。

2) 精神药品

精神药品指直接作用于中枢神经系统,使之兴奋或抑制,具有依赖性潜力,滥用或不合理使用能产生药物依赖性且列入精神药品目录的药品和其他物质。根据对人体产生依赖性和危害人体健康的程度不同,可将精神药品分为第一类精神药品和第二类精神药品。

3) 医疗用毒性药品

医疗用毒性药品简称毒性药品,指毒性剧烈、治疗剂量与中毒剂量相近,使用不当会致人中毒或死亡的药品。医疗用毒性药品分毒性中药和毒性化学药,毒性中药如砒霜、雄黄、洋金花等共 28 种,毒性化学药如阿托品、洋地黄毒苷、水杨酸毒扁豆碱等共 11 种。

知识拓展

毒品

毒品是指某些被国家管制的、被滥用的、有依赖性或成瘾性的物质或药物,如鸦片、海洛因、吗啡、摇头丸等麻醉药品和精神药品,其使用与医疗目的无关,而是为了使滥用者对该物质产生依赖,迫使他们无止境地追求用药(即强制性觅药行为),由此造成健康损害,并带来严重的社会、经济、甚至政治问题。可见,毒品必须具备依赖性、危害性和非法性三要素。毒性药品虽毒性剧烈,但不产生依赖性,不属于毒品。

4)放射性药品

放射性药品指用于临床诊断或治疗的放射性核素制剂或其标记药物,包括裂变制品、加速器制品、放射性同位素发生器及其配套药盒、放射性免疫分析药盒等。

5)疫苗

国家对疫苗实行最严格的管理制度,坚持安全第一、风险管理、全程管控、科学监管、社会共治。国家坚持疫苗产品的战略性和公益性,其标识见图7-2。

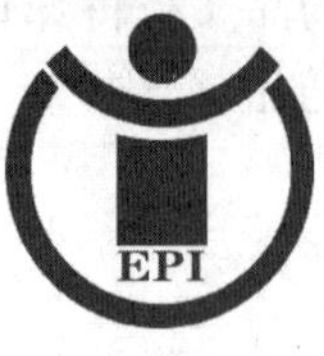

图7-2 "免疫规划"专用标识

6)血液制品

血液制品是特指各种人血浆蛋白质品,包括人血白蛋白、人胎盘血白蛋白、静脉注射用人免疫球蛋白、肌注人免疫球蛋白、组织胺人免疫球蛋白、特异性免疫球蛋白、免疫球蛋白、人凝血因子Ⅷ、人凝血酶原复合物、人纤维蛋白原、抗人淋巴细胞免疫球蛋白等。

7)兴奋剂

《反兴奋剂条例》所称兴奋剂指兴奋剂目录所列的禁用物质等。

①国家体育总局、商务部、国家卫健委、海关总署、国家药品监督管理局于2019年12月30日联合发布2020年兴奋剂目录公告,《2020年兴奋剂目录》自2020年1月1日起施行。

②《2020年兴奋剂目录》分为两个部分。第一部分:兴奋剂品种;第二部分:对运动员进行兴奋剂检查的有关规定。

③我国公布的《2020年兴奋剂目录》,将兴奋剂品种分为七大类,共计349个品种(比2019年增加5个),类别分布如下:蛋白同化制剂品种87个,肽类激素品种65个,麻醉药品品种14个,刺激剂品种75个,易制毒化学品3个,医疗用毒性药品品种1个,其他(β受体阻滞剂、利尿剂等)104个。

7.1.2 特殊管理药品的分类

1)特殊管理药品的分类

(1)按来源及化学成分分类

①阿片类如阿片粉、阿片酊、阿桔片。

②阿片生物碱类如阿片全碱注射剂(或片剂、栓剂)。

③可卡因类如辛可卡因注射剂。

④吗啡类如盐酸吗啡注射液、硫酸吗啡片。

⑤大麻类如大麻。

（2）按剂型分类

注射剂（美沙酮注射液）、片剂（硫酸吗啡）、糖浆剂（磷酸可待因糖浆）、散剂（阿片粉）、透皮贴剂（枸橼酸芬太尼透皮贴剂）、栓剂（阿片全碱栓剂）等。

（3）按临床应用分类

麻醉用（辅助麻醉和麻醉诱导与维持用），如舒芬太尼；镇痛用，如枸橼酸芬太尼、盐酸哌替啶；镇咳用，如阿桔片等。

（4）疫苗分类

疫苗分为免疫规划疫苗和非免疫规划疫苗。

①免疫规划疫苗，是指居民应当按照政府的规定接种的疫苗，包括国家免疫规划确定的疫苗，省、自治区、直辖市人民政府在执行国家免疫规划时增加的疫苗，以及县级以上人民政府或者卫生健康主管部门组织的应急接种或者群体性预防接种所使用的疫苗。

居住在中国境内的居民，依法享有接种免疫规划疫苗的权利，履行接种免疫规划疫苗的义务。政务免费向居民提供免疫规划疫苗，接种单位接种免疫规划疫苗不得收取任何费用。

②非免疫规划疫苗，是指由居民自愿接种的其他疫苗。接种单位接种非免疫规划疫苗，除收取疫苗费用外，还可以收取接种服务费。接种服务费的收费标准由省、自治区、直辖市人民政府价格主管部门会同财政部门制定。

2）麻醉药品与精神药品的分类

2013年版《麻醉药品品种目录》共121个品种，其中我国生产及使用的品种及包括的制剂、提取物、提取物粉共有27个品种，具体有如下品种：可卡因、罂粟浓缩物、二氢埃托啡、地芬诺酯、芬太尼、氢可酮、氢吗啡酮、美沙酮、吗啡、阿片、羟考酮、哌替啶、瑞芬太尼、舒芬太尼、蒂巴因、可待因、右丙氧芬、双氢可待因、乙基吗啡、福尔可定、布桂嗪、罂粟壳。

2013年版《精神药品品种目录》共有149个品种，其中第一类精神药品有68个品种，第二类精神药品有81个品种。

目前，我国生产及使用的第一类精神药品有7个品种，具体有如下品种：哌醋甲酯、司可巴比妥、丁丙诺啡、γ-羟丁酸、氯胺酮、马吲哚、三唑仑。

我国生产及使用的第二类精神药品有29个品种，具体如下品种：异戊巴比妥、格鲁米特、喷他佐辛、戊巴比妥、阿普唑仑、巴比妥、氯氮䓬、氯硝西泮、地西泮、艾司唑仑、氟西泮、劳拉西泮、甲丙氨酯、咪达唑仑、硝西泮、奥沙西泮、匹莫林、苯巴比妥、吡唑坦、丁丙诺啡透皮贴剂、咖啡因、安钠咖、地佐辛、麦角胺咖啡因、氨酚氢可酮片、曲马多、扎来普隆、佐匹克隆。

3）医疗用毒性药品的分类

《医疗用毒性药品管理办法》将毒性药品分为两类。

（1）毒性中药品种

砒石（红砒、白砒）、砒霜、水银、生马前子、生川乌、生草乌、生白附子、生附子、生半夏、生南星、生巴豆、斑蝥、青娘虫、红娘虫、生甘遂、生狼毒、生藤黄、生千金子、生天仙子、闹羊花、雪上一枝蒿、红升丹、白降丹、蟾酥、洋金花、红粉、轻粉、雄黄。

（2）毒性化学药品种

①毒性化学药原料药品种。去乙酰毛花苷丙、阿托品、洋地黄毒苷、氢溴酸后马托品、三氧化二砷、毛果芸香碱、升汞、水杨酸毒扁豆碱、亚砷酸钾、氢溴酸东莨菪碱、士的宁。其中，士的宁、阿托品、毛果芸香碱等包括其盐类化合物。

②毒性化学药制剂品种。亚砷酸注射液（主要成分为三氧化二砷）。

4）放射性药品的分类

（1）按核素分类

一类是放射性核素本身即是药物的主要组成部分，利用其本身的生理、生化或理化特性以达到诊断或治疗的目的，如^{131}I、^{125}I等；另一类是利用放射性核素标记的药物，通过被标记物本身的代谢过程来体现的，如^{131}I-邻碘马尿酸钠。

（2）按医疗用途分类

一类是用于诊断治疗，即利用放射性药品对人体各脏器进行功能、代谢的检查以及动态或静态的体外显像，是放射性药品最主要的用途，如甲状腺吸^{131}I试验；另一类是少量的放射性药品用于如^{131}I治疗甲亢、^{90}Sr敷贴治疗皮肤病等。

7.1.3 特殊管理药品的管理措施

1）麻醉药品与精神药品的管理

目前，滥用麻醉药品和精神药品的现象在很多国家都十分严重。此行为给个人、家庭以及社会带来了很大的负担，成为世界范围的严重公害。

我国2018年11月9日颁布的《麻醉药品和精神药品管理条例》，第九章八十九条，既明确了条例制订的依据和监管部门的职责划分，又在麻醉药品和精神药品的"种植""实验研究和生产""经营""运输""储存""使用""审批程序和监督管理""法律责任"等各个环节制订了详细的管理办法。除此条例外，麻醉药品和精神药品的管理还参照现行版《药品管理法》《药品管理法实施条例》《麻醉药品和精神药品经营管理办法》《麻醉药品和精神药品生产管理办法》《麻醉药品和精神药品邮寄管理办法》等法律、法规。

视频7.1 特殊管理药品的管理规定

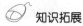 知识拓展

《麻醉药品和精神药品管理条例》规定

（1）种植、生产实行总量控制，生产（种植）定点和计划管理。

（2）开展实验研究活动需经批准。

（3）实行定点经营制度，并规定布局和销售渠道。

（4）医疗机构使用麻醉药品和第一类精神药品实行购用印鉴卡管理。

（5）专用处方。

（6）运输或邮寄实行运输证明或邮寄证明管理。

（7）对已经发生滥用且造成严重社会危害的麻醉药品和精神药品，要采取一定期限内终

止生产、经营、使用或者限定其使用范围和用途等措施。对不再作为药品使用的,撤销其批准文号和药品标准,对上市销售但未列入管制的药品发生滥用,已经造成或者可能造成严重社会危害的,及时将其列入管制或调整管制类别。

(8)建立监控信息网络,对麻醉药品和精神药品的流向进行监控。

2)医疗用毒性药品的管理

医疗用毒性药品的管理措施以现行版《医疗用毒性药品管理办法》为准。

医疗用毒性药品供应及使用管理基本制度包括以下几个方面:

①毒性药品的收购和经营,由药品监督管理部门指定的药品经营企业承担,配方用药由有关药品零售企业、医疗机构负责供应,其他任何单位或者个人均不得从事毒性药品的收购、经营和配方业务。

②毒性药品的包装容器上必须印有毒性药品标志,在运输过程中应采取有效措施,防止事故发生。

③药品经营企业(含医疗机构药学部门)要严格按照《药品经营质量管理规范》或相关规定的要求,对毒性药品做到"五专"管理,即专人负责、专柜加锁、专用处方、专用登记、专用账册。必须建立健全采购、验收、保管、领发、核对等制度,严防收假、发错,严禁与其他药品混存。

④药品零售企业供应毒性药品,需凭盖有医生所在医疗机构公章的处方,医疗机构供应和调配毒性药品,需凭医生签名的处方,每次处方剂量不得超过2日剂量。

⑤科研和教学单位所需毒性药品,必须持本单位的证明信,经所在地县级以上药品监督管理部门批准后,供应单位方能发售。

药品生产企业、经营企业及医疗机构应严格执行《药品管理法》《药品管理法实施条例》《医疗用毒性药品管理办法》等有关法律、法规。对违反有关法律和法规,擅自生产、收购、经营毒性药品的单位或个人,将没收其全部毒性药品,并处以警告或按非法所得的5~10倍罚款,情节严重、致人伤残或死亡、构成犯罪的,由司法机关依法追究其刑事责任。

3)放射性药品的管理

放射性药品是一类特殊管理药品,其释放出的射线具有穿透性,当其通过人体时,可与人体组织发生电离作用。因此,对其质量管理比一般药品更加严格,以保证达到诊断与治疗的目的,又不使正常组织受到损害。

《放射性药品管理办法》根据《药品管理法》制订,并于2017年3月第二次修订。该管理办法明确了办法制订的依据,并从放射性新药的研制、临床研究和审批;放射性药品的生产、经营和进出口;放射性药品的包装和运输;放射性药品标准和检验等几个方面制订了详细的管理办法。

放射性药品标准管理指药品检验机构根据国家制订的标准对药品质量进行监督检查,可概括为3个方面:物理检查(查性状、放射性纯度及强度)、化学检查(包括pH、放射化学纯度、载体含量等)和生物学检查(要求无菌、无热原、进行生物学特殊实验)。

任务 7.2 特殊管理药品的储存与养护

7.2.1 麻醉药品和精神药品的储存保管

1)麻醉药品和第一类药品的储存保管

(1)验收入库

麻醉药品和第一类精神药品的质量验收必须严格执行《药品质量检查验收的管理制度》,必须由双人进行验收并逐件验收至最小药品包装。

麻醉药品和第一类精神药品验收入库前,按照原包装实物,将药品名称、规格、数量、厂家、批准文号、批号、有效期、总件数、内外包装、来货单位等登记清楚,交货人、接收人、检查验收开箱人要签字,对包装不整、破损、标志模糊不清或有其他可疑情形作详细记录,对零箱或零瓶要开箱或开瓶检查数量,无问题后方可签字封箱或封瓶,然后可办理入库,送至麻醉药品和第一类精神药品专库或专柜进行保管。《药品经营质量管理规范》规定,药品验收合格后,对列入国家电子监管《入网药品目录》的药品,企业应当按规定进行扫码和数据采集,并将药品电子监管码数据及时上传药品监督管理部门。对未按《入网药品目录》印刷或加贴电子监管码,或者电子监管码的印刷不符合规定要求的药品,应当拒收。电子监管码信息与药品包装上实际信息不符的,应当及时报告当地药品监督管理部门,同时向供货单位查询,未得到确认之前,不得入库(表7-1)。

表 7-1　医院麻醉药品、精神药品入库登记表

日期	凭证号	通用名	剂型	规格	单位	数量	有效期	生产单位	供货单位	质量情况	验收结论	验收者	保管者	备注

(2)保管

《麻醉药品和精神药品管理条例》规定,麻醉药品药用原植物种植企业、定点生产企业、全国性批发企业和区域性批发企业以及国家设立的麻醉药品储存单位,均应设置储存麻醉药品和第一类精神药品的专库,并严格遵守"五专管理":专人负责、专柜加锁、专用账册、专用处方、专用登记(表7-2、表7-3)。

麻醉药品和第一类精神药品要实行专库、专柜保管,可以放于同一专用库房或专柜内,严格执行双人双锁保管制度,并实行色标管理和效期管理。

表 7-2 医院麻醉药品、第一类精神药品逐日消耗专用账册

药品名称＿＿＿＿＿＿＿＿ 剂型＿＿＿＿ 规格＿＿＿＿ 单位＿＿＿＿
生产厂家＿＿＿＿＿＿＿＿＿＿＿＿＿＿＿＿＿＿ 价格＿＿＿＿

日期	入库数量	批号	有效期	消耗数量	储存数量	登记人	复核人	交接人

表 7-3 医院麻醉药品、第一类精神药品进出库专用账册

药品名称＿＿＿＿＿＿＿＿ 剂型＿＿＿＿ 规格＿＿＿＿ 单位＿＿＿＿
生产厂家＿＿＿＿＿＿＿＿＿＿＿＿＿＿＿＿＿＿ 价格＿＿＿＿

日期	凭证号	入库数量	批号	有效期	库存数量	领用部门	出库单号	出库数	结存数	保管人	复核人	领用人

进出本仓库的人员须登记姓名、时间和目的。仓库内须有安全措施,如报警器、监控器等,且与当地公安部门联网。应建立麻醉药品和第一类精神药品的专用账册,要进行专人登记,每日盘点与定期盘点相结合,确保账物相符,若发现问题,应立即报告上级和当地药品监督管理部门。《麻醉药品和精神药品管理条例》第四十八条规定,麻醉药品和第一类精神药品专用账册的保存期限应当自药品有效期期满之日起不少于 5 年。

麻醉药品和第一类精神药品的部分品种,特别是注射剂,如盐酸吗啡等,遇光易变质,所以库房或专柜应采取遮光措施,注意避光。

麻醉药品和第一类精神药品的养护工作须严格执行《仓储保管、养护和出库复核的管理制度》,药品养护人员对麻醉药品和第一类精神药品进行养护时,必须有专职保管人员在场。

(3)出库

麻醉药品和第一类精神药品的出库是储存环节的最后一关,因此在出库过程中,严格执行《仓储保管、养护和出库复核的管理制度》,发货时必须双人复核。必须坚持出库原则,即出库时要有专人对药品名称、数量、批号、有效期、包装、质量等选项核查,并由第二人复核,发货人、复核人共同在单据上签字。坚持"四不发"和"四核对"。四不发:质量不明不发、数量不准不发、包装不符合要求不发、标志不清不发。四核对:单据与实物卡片核对、实物与装箱清单核对、实物卡与库存量核对、交接货物双方共同复查核对。《药品经营质量管理规范》规定,对列入国家电子监管《入网药品目录》的药品,应当在出库时通过扫码采集数据,并及时将发货数据上传药品监督管理部门。

(4)其他

由于破损、变质、过期失效等原因而不可供药用的品种,应清点登记,单独妥善保管,并列表上报药品监督部门,听候处理意见。如需销毁的麻醉药品或第一类精神药品,应向所在地药品监督部门提出申请,在药品监督部门的监督下进行销毁,并对销毁情况进行登记(表7-4)。药品监督部门接到医疗机构销毁麻醉药品和第一类精神药品的申请后,应当于 5 日内到场监

督医疗机构的销毁行为。

表 7-4　医院麻醉药品、精神药品销毁记录表

编号：

药品名称：		剂型和规格：
单位：		生产厂家：
销毁数量：		批号：
销毁原因：		
经办人：		科主任意见：
院领导意见：		批准日期：
销毁记录：		
监督销毁人	药剂科： 医务部： 院保卫科： 卫生行政部门：	
备注：		

发生麻醉药品和第一类精神药品被盗、被抢、丢失事件或以其他形式流入非法渠道的情况，案发单位要立即报告所在地的公安机关和药品监督部门。

麻醉药品和第一类精神药品无论每天是否有入库和出库操作，保管员每天都应检查仓库，每周重点对质量进行检查，仓库领导每月进行一次检查，安全保卫部门应在节假日重点进行抽查。

2) 第二类精神药品的储存保管

《麻醉药品和精神药品管理条例》第四十九条规定：第二类精神药品经营企业应当在药品库房中建立独立的专库或者专柜储存第二类精神药品，并建立专用账册，实行专人管理。专用账册的保存期限应当自药品有效期满之日起不少于 5 年。

《药品经营质量管理规范》规定，药品验收合格后，对列入国家电子监管《入网药品目录》的药品，企业应当按规定进行扫码和数据采集，并将药品电子监管码数据及时上传药品监督管理部门。对未按《入网药品目录》印刷或加贴电子监管码，或者电子监管码的印刷不符合规定要求的药品，应当拒收。电子监管码信息与药品包装上实际信息不符的，应当及时报告当地药品监督管理部门，同时向供货单位查询，未得到确认之前，不得入库。

《药品经营质量管理规范》规定，对列入国家电子监管《入网药品目录》的药品，应当在出库时通过扫码采集数据，并及时将发货数据上传药品监督管理部门。

第二类精神药品可按一般药品进行储存，但必须储存在相对独立的储存区域，加强账、货

管理。

第二类精神药品的在库养护检查应严格遵守《仓储保管、养护和出库复核的管理制度》，药品养护人员对此类药品进行养护检查时，必须有专职保管人员在场。

第二类精神药品的出库应坚持"四不发"和"四核对"原则，发货时实行双人复核。

7.2.2 医疗用毒性药品的储存保管

毒性药品必须储存于专用仓库或专柜内，实行"五专管理"，同时实行色标管理和效期管理。仓库内应有安全措施，如报警器、监视器等，并严格实行双人、双锁管理制度。毒性药品应坚持双人验收、收货、发货制度，并共同在单据上签名盖章，严防错收、错发。

毒性药品严禁与其他药品混存，应建立毒性药品收支账目，每日盘点与定期盘点相结合，做到账物相符，发现问题应立即报告上级和当地药品监督管理部门。专用账册的保存期限应当自药品有效期期满之日起不少于 5 年。对不可药用的毒性药品，经单位领导审核，报当地有关主管部门批准后方可销毁，并建立销毁档案，包括销毁日期、时间、地点、数量、方法等，销毁批准人、销毁人员、监督人员均应签字盖章。

毒性药品的在库养护检查应严格遵守《仓储保管、养护和出库复核的管理制度》药品养护人员对此类药品进行养护检查时，必须有专职保管人员在场。

毒性药品的出库应坚持"四不发"和"四核对"原则，发货时实行双人复核。

7.2.3 放射性药品的储存保管

1) 储存保管方法

①放射性药品应由专人负责保管。

②收到放射性药品时，应认真核对药品名称、产品批号、生产厂家、出厂日期、有效期、特殊标识、批准文号、放射性浓度、总体积、总强度、容器号、溶液的酸碱度及物理性状等，注意液体放射性药品容器有无破损、渗漏，注意发生器是否已作细菌培养、热原检查。应做好放射性药品使用登记，储存放射性药品容器应贴好标签。

③建立放射性药品使用登记表或登记册，在使用时认真按要求逐项填写，并做永久性保存。

④放射性药品应放在铅罐内，置于贮源室的贮源柜内，应有专人负责保管，严防丢失。常用放射性药品应按不同品种分类放置在通风橱贮源槽内，标识要鲜明，以防发生差错。

⑤发现放射性药品丢失时，应立即追查去向，并报告上级机关。

⑥过期失效不可供药用的药品，不得随便处理，应单独存放，并报告上级管理部门，等候处理。

2) 事故处理方法

①派出精干人员携"放射性测试仪器"测试辐射量和范围，超过一定范围（0.038 7 c/kg），应放置写有"危及生命，禁止进入"警告标示牌，小于 0.038 7 c/kg 的应放置写有"辐射危险，请勿接近"警告标示牌。

②大于 0.038 7 c/kg 的区域灭火人员不能深入辐射源灭火,小于 0.038 7 c/kg 的区域可快速使用水枪灭火或用二氧化碳、干粉灭火器扑救。

③对燃烧现场包装没有破坏的放射性物品,可在水枪的掩护下佩戴防护装备,设法疏散,无法疏散时应就地冷却保护,防止造成新的破坏。

④对已破坏的容器切忌搬动或用水流冲击,以防止放射性污染范围扩大。

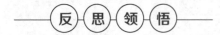

- 知识点掌握情况:
- 人生规划的启发:
- 自我评价:
- 名言:每一发奋努力的背后,必有加倍的赏赐!

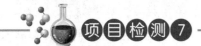

一、选择题

(一)单项选择题

1.下列属于特殊管理药品的是( )。

  A.丹参片   B.吗啡   C.维生素 C 片   D.葡萄糖注射液

2.下列属于麻醉药品的是( )。

  A.保济丸   B.维生素 E 胶囊 C.阿片   D.氯化钠注射液

3.下列属于精神药品的是( )。

  A.安定   B.氯霉素滴眼液 C.维生素 C 片   D.复方氨基酸注射液

4.下列属于毒性药品的是( )。

  A.碘酊   B.生马钱子   C.硼酸软膏   D.大黄流浸膏

5.下列属于放射性药品的是( )。

  A.甲硝唑栓   B.冰硼散   C.益母草膏   D.^{32}P

6.原料药盐酸吗啡是白色、有丝光的针状晶或结晶性粉末,在库储存采用遮光措施维护药品质量,说明药品质量变化的主要影响因素是( )。

  A.光   B.温度   C.湿度   D.空气

7.洋地黄毒苷片在储存期间采取防潮措施,说明此药品质量变化影响的因素是( )。

  A.光   B.温度   C.湿度   D.空气

8.下列不属于毒性中药的是( )。

  A.全蝎   B.生天仙子   C.雪上一枝蒿   D.生半夏

9.毒性药品的外包装和标签规定印刷图标为( )。

  A.红底白字   B.黑底白字   C.蓝底白字   D.黄底白字

10.精神类药品按使人体产生依赖和危害人体健康的程度分类为( )。

　　A.两类　　　　　　　　B.三类　　　　　　　C.四类　　　　　　　　D.五类

11.杜冷丁属于(　　　　)。

　　A.毒性药品　　　　B.精神药品　　　　　C.放射药品　　　　　　D.麻醉药品

12.咖啡因属于(　　　　)。

　　A.第一类精神药品　　　　　　　　　　B.第二类精神药品

　　C.麻醉药品　　　　　　　　　　　　　D.毒性药品

13.下列属于放射性药品的是(　　　　)。

　　A.^{131}I　　　　　　　　B.士的宁　　　　　C.三唑仑　　　　　　　D.阿桔片

14.致幻剂属于(　　　　)。

　　A.放射性药品　　　B.毒性药品　　　　　C.麻醉药品　　　　　　D.精神药品

15.毒性中药品种有(　　　　)。

　　A.21种　　　　　　　B.11种　　　　　　　C.17种　　　　　　　　D.28种

16.储存养护专用账册要永久保存的是(　　　　)。

　　A.麻醉药品　　　　B.毒性药品　　　　　C.放射性药品　　　　　D.精神药品

17.特殊管理药品入库验收人员的要求是(　　　　)。

　　A.2人以上　　　　B.2人　　　　　　　C.3人以上　　　　　　　D.3人

18.第一类精神药品和麻醉药品与第二类精神药品不同的是(　　　　)。

　　A.可以零售　　　　　　　　　　　　　B.不能零售

　　C.凭职业医师处方销售　　　　　　　　D.可以批发零售

19.第二类精神药品处方保存(　　　　)。

　　A.2年以上　　　　B.3年以上　　　　　C.4年以上　　　　　　　D.5年以上

20.下列属于毒性中药的是(　　　　)。

　　A.升汞　　　　　　　B.白砒　　　　　　　C.三氧化二砷　　　　　D.雌黄

21.放射性药品储存时应放在(　　　　)。

　　A.铁盒　　　　　　　B.铅罐　　　　　　　C.玻璃瓶　　　　　　　D.塑料瓶

22.麻醉药品入库验收时应双人清点到(　　　　)。

　　A.最大包装　　　　B.外包装　　　　　　C.内包装　　　　　D.最小包装

23.毒性药品专用账册的保存期限应当自药品有效期期满之日起不少于(　　　　)。

　　A.3年　　　　　　　B.4年　　　　　　　C.5年　　　　　　　　D.6年

(二)多项选择题

1.下列药品属于特殊管理药品的是(　　　　)。

　　A.丹参片　　　　　　　B.磷酸可待因糖浆　　　　　C.维生素C片

　　D.葡萄糖注射液　　　　E.^{131}I

2.下列属于麻醉药品的是(　　　　)。

　　A.异烟肼片　　　　　　B.大麻　　　　　　　　　　C.维生素C片

　　D.可卡因　　　　　　　E.葡萄糖注射液

3.下列药品属于精神药品的是(　　　　)。

　　A.单糖浆　　　　　　　B.碘酊　　　　　　　　　　C.强痛定(布桂嗪)

　　D.清凉油　　　　　　　E.苯巴比妥

4.下列属于毒性药品的是(   )。

    A.生半夏   B.磷酸可待因糖浆   C.阿托品

    D.维生素E胶丸   E.水银

5.下列药品属于毒品的是(   )。

    A.摇头丸   B.海洛因   C.鸦片

    D.葡萄糖注射液   E.吗啡

6.磷酸可待因糖浆遇光易变质,含糖量为65%,在库储存养护应采取的措施是(   )。

    A.遮光   B.阴凉处保存   C.密封

    D.冷库保存   E.常温库保存

7.阿片酊是棕色液体,其主要成分生物碱吗啡易变质,在库储存养护应采取的措施是(   )。

    A.遮光   B.阴凉处保存   C.冷库保存

    D.密封   E.常温库保存

8.放射药品的医疗用途分类有(   )。

    A.诊断   B.保健   C.核素分类

    D.预防   E.治疗

9.可以产生依赖性的药品有(   )。

    A.放射性药品   B.第二类精神药品   C.麻醉药品

    D.毒性药品   E.第一类精神药品

10.以下属于毒性西药品种的有(   )。

    A.三氧化二砷   B.轻粉   C.水银

    D.升汞   E.阿托品

11.特殊管理的药品需要实施管理方面有(   )。

    A.生产   B.经营   C.储运

    D.调配   E.实验研究

12.实行专库专柜储存,专库应当设有防盗设施并安装报警装置,专柜应当使用保险柜的是(   )。

    A.毒性药品   B.第一类精神药品   C.放射性药品

    D.麻醉药品   E.第二类精神药品

13.储存养护专用账册的保存期限应当自药品有效期满之日起不少于5年的是(   )。

    A.放射性药品   B.第一类精神药品   C.毒性药品

    D.麻醉药品   E.第二类精神药品

14.特殊管理药品的储存保管流程包括(   )。

    A.生产   B.入库验收   C.出库复核

    D.调配   E.储存养护

15.属于国家管理的药品类易制毒化学药品的是(   )。

    A.麻黄素   B.麻黄浸膏粉   C.去氧麻黄碱

    D.去甲麻黄素   E.伪麻黄素

16.麻醉药品和第一类精神药品储存时应当(   )。

　　A.设立专库　　　　　　B.设立专柜　　　　　　　C.双人管理

　　D.双锁管理　　　　　　E.开放陈列

17.在储存中应该严格实行专柜、双人双锁、转账记录的药品有(　　　)。

　　A.放射性药品　　　　　B.麻醉药品　　　　　　　C.精神药品

　　D.急救药品　　　　　　E.毒性药品

二、简答题

1.简述特殊管理药品的分类类型。

2.特殊管理药品入库验收与一般药品有何不同?

3.特殊管理药品入库储存与一般药品有何区别?

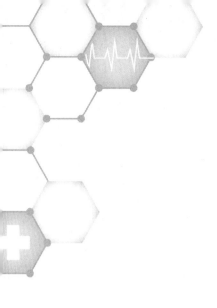

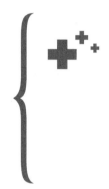

项目8
实 训

1.实训是掌握职业技能实际训练的简称,是在学校控制状态下,按照技能人才培养方案与目标,对学生进行职业技术应用能力训练的教学过程;

2.从时空上分,有校内实训和校外实训,包括教学见习、教学实训和生产实训;从形式上分,有技能鉴定达标实训和岗位素质达标实训,包括通用技能实训和专项技能实训;从内容上分,有动手操作技能实训和心智技能实训,包括综合素质要求(创业和就业能力统称跨岗位能力)实训;

3.实训是要全面提高学生的职业素质,最终达到学生满意就业、企业满意用人的目的。

实训 1　药品质量入库验收

【目的】

保证入库验收数量准确,质量完好,防止不合格药品和不符合包装规定的药品入库。

【程序】

(1)药品到货后,由仓库保管员负责将药品存放于待验库(或区),核实到货药品是否为所定企业药品,并核对到货药品的数量。

(2)业务购进部门或仓储部门开具入库质量验收通知单,通知质量验收人员进行质量验收。

(3)质量验收人员依据入库质量验收通知单或到货药品随货同行凭证,对药品进行抽样检查验收,在入库凭证上注明验收结论并签章。

(4)质量验收人员将药品连同入库凭证交仓库保管员,保管员对药品进行核实后,同验收员办理入库手续。

(5)质量验收人员根据药品验收实际情况,做好质量验收记录。

【要求】

(一)验收的主要内容

1.药品验收的基本要求

按照法定标准和合同规定的质量条款对购进、销售后退回药品进行逐批号验收,同时对药品包装、标签、说明书及有关要求的证明和文件进行逐一检查。

2.检查文件

验收药品时,除对药品包装、标签、说明书内容进行验收外,还应检查其他有关药品质量、药品合法性的证明文件。

3.药品质量检查项目

对购进药品及销售后退回药品进行质量检查时,除了包装、标签、说明书及有关证明文件外,对质量有怀疑或性质不稳定的药品应进行外观质量抽查,检查时可以《中国药典》附录规定的制剂性状为基本依据,同时注意制剂变质的有关性状。对内在质量有怀疑时,应送省(市)食品药品监督管理机构确定。

4.包装质量检查

(1)外包装检查内容:包装箱是否牢固、干燥;封签、封条有无破损;包装箱有无渗液、污损。外包装上应清晰注明药品名称、规格、生产批号、生产日期、有效期、储存与包装图示标志、标准文号及运输注意事项或其他标记,如特殊管理药品、外用药品、非处方药标识等,有关特定储运图示标志的包装印刷应清晰,危险品必须符合危险品包装标志要求。

(2)内包装检查内容:容器应用合理、清洁、干燥、无破损;封口严密;包装印字应清晰,瓶签粘贴牢固。

5.包装标签和说明书检查

药品包装必须按照规定印有或者贴有标签并附有说明书。标签或者说明书上必须注明药品的通用名称、成分、规格、生产企业、批准文号、产品批号、生产日期、有效期、适应证或者功能主治、用法、用量、禁忌、不良反应和注意事项。对安瓿、注射剂瓶、滴眼剂瓶等因标签尺寸限制无法全部注明上述内容的,至少应标明品名、规格、批号 3 项;中药蜜丸蜡壳上至少须注明药品名称。

6.产品合格证

药品的每个整件包装中,应有产品合格证;合格证的内容一般包括药品的通用名称、规格(含量及包装)、生产企业、生产批号、化验单号、检验依据、出厂日期、包装人、检验部门和检验人员签章。

7.进口药品

(1)应有《进口药品注册证》或《医药产品注册证》,《进口药品检验报告书》或《进口药品通关单》。

(2)进口药品包装应附有中文说明书。

(3)进口预防性生物制品、血液制品应有《生物制品进口批件》复印件。

(4)进口药材应有《进口药材批件》复印件。

(5)以上文件均加盖供货单位质量管理机构复印章。

8.检验报告书

首营品种的首批到货药品入库验收时,应有生产企业同批号药品的检验报告书。

9.验收

对销售后退回的药品,无论何种退货原因,均应按规定的程序逐批验收。鉴于销售后退回药品物流过程的特殊情况,为有效地发现非正常原因引起的意外质量问题,对销售后退回药品的质量验收,重点核实退回药品是否为本公司销售出药品、加大抽样量、必要的外观检查等。

10.中药材

(1)中药材应有包装,并附有质量合格的标志。

(2)中药材每件包装上应标明品名、产地、发货日期、供货单位。

(3)中药饮片每件包装上应标明品名、生产企业、生产日期等。其标签必须注明品名、规格、产地、生产企业、生产日期。

(4)实施批准文号管理的中药材,在包装上应标明批准文号。

(二)验收方法

1.抽样的原则

验收抽样的样品应具有代表性,即必须保证抽取的样品能够准确反映被验收药品的整体质量状况。企业应按科学、有效、可行的原则,结合经营单位的实际情况,制订切实可行的抽样方法,确保药品验收工作的有效开展。

2.抽样数量

可以按照以下推荐方法进行抽样。

(1)抽取件数:①不足2件时,应逐件检查验收;②50件以下抽取2件;③50件以上,每增加50件,增加抽取1件。

(2)抽取最小包装数:①每件整包中抽取3件(至少3件)最小包装样品验收;②发现外观异常时,应加倍抽样。

3.抽样步骤和方法

(1)抽样步骤:①按验收该批号药品实物总件数计算抽取件数;②按计算抽取件数抽取样品。

(2)抽样方法:①整件样品的抽取,按药品堆垛情况,以前上、中侧、后下的堆码层次相应位置随机抽取;②最小包装药品的抽取,每件从上、中、下的不同位置随机抽取;③开启最小包装验收时,应在养护室内进行,开启后包装不能复原的,不能再作为正常药品销售;④抽样验收完毕后,应将被抽样验收的药品包装箱复原、封箱并标记。

4.特殊管理药品

特殊管理药品应双人验收到最小包装。

5.销售后退回药品

销售后退回药品应凭业务销售部门开具的退货凭证收货、验收。

(三)验收结果的判定

(1)验收人员按规定验收合格的药品,可直接判定合格结论并签章。

(2)凡判定为不合格或判定有疑问时,应报质量管理机构确定。

(3)直接判定为不合格药品的情况:①未经药品监督管理部门批准生产的药品;②整件包装中无出厂检验合格证的药品;③标签、说明书的内容不符合药品监督管理部门批准范围,不符合规定、没有规定标志的药品;④购自非法药品市场或生产企业不合法的药品;⑤外观性状与合格品有明显差异的药品;⑥内外包装有明显破损、封口不严的药品。

【记录】

质量验收记录的内容应有供货单位、数量、到货日期、品名、剂型、规格、批注文号、产品批号、生产厂家、有效期、质量状况、验收结论和验收人员等内容;销售后退回药品验收记录还应包括退货原因、处理措施等内容。见表8-1。

表8-1　药品入库验收记录

库房号:

验收日期	供货单位	开票日期	发票号	品名(剂型)	规格	厂牌	批准文号	有效期	单位	数量	质量情况	验收结论	验收人	备注

续表

验收日期	供货单位	开票日期	发票号	品名(剂型)	规格	厂牌	批准文号	有效期	单位	数量	质量情况	验收结论	验收人	备注

注:(1)厂牌不宜只填写地名。

(2)如有批准文号和注册商标,在该栏下打"√"或填写"有"或"无"即可。

(3)有效期不宜写××××年,而应该写失效终止日期,有效期至××××年××月。

(4)验收无质量问题的药品,在质量情况栏填写"合格"二字即可。在药品入库验收记录上务必区分药品、非药品单独记录。

(5)验收进口药品可在备注栏填《进口药品注册证》和《进口药品检验报告书》编号。务必另设进口药品验收记录等。

(6)验收结论填"可收"或"拒收"。

实训 2 药品的在库养护技术

【目的】

依据药品在储存中的质量变化规律,采取综合措施选择合适储存条件,加强养护,防治药品变质,保证质量,降低损耗。

【程序】

(1)每天上午9:30—10:30,下午3:30—4:30,各记一次温湿度记录表,指导保管员依据药品储存要求和储藏条件,采取综合措施,选择合适储存条件,做好药品的分类储存、管理、药品养护。

(2)认真填写温湿度记录和药品养护档案,包括养护记录台账、质量分析小结、质量报表,按时上报质量管理及相关部门,为单位经营提供有参考价值的信息。

(3)每季度对库存3个月及以上的药品进行质量检查,并做好记录。

检查中,对由于异常原因可能出现质量问题的药品、易变质的药品、已发现质量问题的相邻批号药品和重点养护药品应加强抽查,必要时应抽样送药品检验所检验。①发现内包装破损的固体药品,不得整理再次出售;液体药品,须及时整理清除,避免药品再次污染。②发现外观质量有变异时,挂黄色标志暂停发货,同时填写药品质量复检通知单,转质量管理部,依据复查结果,再作处理。③储存环境检查。药品按照库、区、排、号分类存放;跺间距不少于 5 cm,与仓库墙、顶部、温度调控设备及管道等设施间距不少于 30 cm,与地面的间距不小于 10 cm,

主通道不少于 200 cm;药品无倒置侧放现象。对出现问题要能及时发现,并指导保管员改正。④药品检查。药品外观性状正常,外包装无损坏,内包装无破损。对问题商品要及时按程序处理,上报。⑤对有效期药品的检查。距离失效期不到 1 年的药品,但多于 6 个月的药品填报《有效期、使用期药品催销表》,报业务部,及时做好催销准备。距离失效期不到 6 个月的,但尚未过期的药品填报《近效期药品催销表》,报总经理、业务部、采购部、储运部、质量管理部。

【要求】

(1)按照法定标准和养护制度要求对库存药品进行养护检查,并逐一记录。对药品应按其性能和温湿度要求,利用仓库现有条件和设备,采取密封、避光、通风、降温、除湿等一系列养护方法,调控温湿度,防止药品发生质量变异。

(2)对中药材应按其特性,按《中药材养护操作方法》采取干燥、降氧、熏蒸等方法进行养护,防止其变质。

(3)建立健全药品养护档案,内容包括药品养护档案表、养护记录、台账、分析小结、质量报告,整理归档,保存至药品有效期后 1 年,不得少于 3 年。

【记录】

涉及药品储存与养护的基本记录有:库房温湿度记录;库存样品的质量养护记录;养护设备使用记录;药品养护档案表。

在库养护记录内容有:品名、数量、剂型、规格、产品批号、生产厂商、生产日期、失效期、质量状况、养护结论等,催销表中还应包括功能主治等(表 8-2)。

表 8-2　药品养护检查记录

检查日期:　　　　　　　　　　　　　　　　　　　　　　　　　养护员:

品名	数量	生产厂家	包装单位	规格	批号	储存货位	储存条件	质量情况	处理意见

注:(1)品名应填写通用名和商品名两种。

(2)数量应与包装单位相符,如包装单位是小盒,则不能写件或者大盒数量,而注明小盒数量。

(3)失效期不宜写年,而应写失效日期,失效期至××××年××月。

(4)养护无质量问题的药品,在质量栏填"合格"二字即可。

(5)有问题需要上报处理的,在处理意见栏标明原因和药品处理程序走向。

实训 3　药品出库复核

【目的】

贯彻先进先出、近期先出和按批号发货的原则,确保应发药品迅速、准确、安全交付,保证质量,便于流通过程的质量跟踪,避免事故。

【程序】

1.审核出库凭证

审核提货人交付的出库凭证填写的项目是否齐全,有无印鉴,所列的购货单位、开单时间、药品名称、剂型、规格、生产企业、数量是否准确,有无残缺、渗漏、过期失效药品。

2.配出药品

依据审核后的出库凭证所列项目,将药品配发出库,放于复核理货处。做到配发的药品品名、剂型、规格、生产企业以及数量准确,无残损、渗漏、过期失效药品。

3.验证复核

依据出库凭证所列项目与配出药品逐项复核,保证单货相符和外观质量完好。为了便于质量跟踪,所做的复核记录包括:购货单位、品名、剂型、规格、批号、有效期、生产企业、销售日期、质量状况,以及发货员、复核员签名。

【要求】

无论是购货单位自提或交付运输部门发运,必须向收货人或运输员按凭证逐件交点清楚和提示注意事项,并签名签收。发货结束,在出库凭证上加盖"药品付讫"印戳,填写药品出门证,以便仓库保卫人员查验放行。

【记录】

药品出库复核有两种方式,一种为核查所发药品是否与发货凭证相符;另一种为填写出库复核记录(表8-3)。本实训要求熟悉后者的填写操作。

表8-3　药品出库复核记录

发货日期	购货单位	品名	规格	批号	生产日期	有效期	生产企业	数量	质量情况	发货人	复核人

续表

发货日期	购货单位	品名	规格	批号	生产日期	有效期	生产企业	数量	质量情况	发货人	复核人

注:(1)有效期不宜写××××年,而应填有效期至××××年××月。

(2)发出药品复核,如未发现质量问题,在质量情况栏中填"合格"二字即可。

实训 4　销售后退回药品的手续办理

【目的】

加强销售后退回药品的管理,保障库存药品质量。

【程序】

(1)验收人员接受退货通知单。

(2)货单复核。

(3)进行质量检验。

(4)药品检查合格后,财务部门方可退款。否则,待查原因。

(5)经检查为合格药品,方可开单入库。

【要求】

(1)销售后退回药品必须专库或专门分类存放。

(2)仓库收到销售后退回药品必须储存于符合药品储存条件的退货药品专用库中,在 3 个工作日内核清品名、规格、数量和包装情况,将签收回单递交质量管理部门和有关业务部门处理。业务部门接到仓库回单后 5 天内要查明退货原因报质量管理部门,并通知验收部门验收。

(3)验收部门制订专人在 7 天内按药品入库验收制度的要求进行验收。当无法判定药品质量状况时,要抽样送达检验部门进行检验。同时,向质量管理部门和业务部门提供验收及检验的情况。经复核无质量问题,内外包装完好的,业务员应按合格品开单进入合格品库。如复检有质量问题或包装损坏无法销售的,保管员须将该批药品放入不合格区,通知业务员与供货单位联系作退厂或报废处理。

【注意事项】

(1)在销售后退回药品中,如有危险药品,不得进入普通药品仓库。应立即转移到相应属性的危险品库,并按规定的工作程序处理。

(2)仓库收货员将签收单递交质量管理部和业务部门后,如1个月内仍未获得业务部门的处理办法时,应列表向质量管理机构负责人进行反映。

(3)仓库收货员应分类认真做好退货记录,确保退货记录的可跟踪性,并统计质量退货率,按季反馈到质量管理部门。

【记录】

销售后退回药品的记录,应包括购货单位、退货方式、退货日期、品名、剂型、规格、数量、批号、生产厂商、有效期、原购货日期、退货原因等项目。见表8-4至表8-8。

表8-4　退货申请单

年　　月　　日

退货单位						退货日期				
商品名称	规格	产地	数量	批号	退货原因	申请人	开票员	采购员	质管副总

表8-5　退货通知单

编号:

退货单位		退货提出方式		退货日期		
品名		规格		数量		
生产企业		生产批号		有效期	原购货日期	
退货原因						
业务部门意见						
质量管理部门意见						
主管领导意见						

填报日期:　　　年　　月　　日　　　　　　　　　　　经手人:　　　　(公章)

表8-6　销售后退回药品台账

序号	日期	退货单位	品名	生产企业	规格	单位	数量	批号	有效期	退货原因	验收结果	处理结果	经办人	备注

保管员：

表8-7　销售后退回药品验收记录

年　　月　　日　　　　　　　　　　　　　　　　编号：

到货日期	药品名称	规格	单位	数量	退货单位	生产厂家	生产批号	有效期至	合格证	批准文号	质量状况	验收结论	验收员

表8-8　药品销售后退回开票单

（当日办理有效,过期作废!）

退货单位：　　　　　　　　单位编号：

部门：　　　　　　　　　　业务员：　　　　　　　　单据编号：

提货方式：　　　　　　　　出库单号：　　　　　　　开票日期：

药品编号	药品名称	药品规格	产地	单位	数量	单价	金额	包装数	货位	件数	批号	有效期至	质量

金额合计：　　　　　　　　保管员：　　　　　　　　金额合计（大写）：

验收员：　　　　　　　　　　　　　　　　　　　　业务员（签字）：

实训5　不合格药品的手续办理

【目的】

保证单位所经营药品的质量,加强不合格药品管理,防止不合格药品流入市场。

【程序】

（1）不合格药品实行报告制度。

（2）不合格药品要存放到不合格库区。

（3）对不合格的药品要分清质量责任。

（4）注明不合格药品处理方式。

（5）不合格药品处理情况汇总分析。

【要求】

（1）仓储保管员或质量验收员应对质量不合格药品进行控制性管理,发现不合格药品,应按规定程序或相关要求进行上报。

（2）不合格药品应存放在不合格药品区,并有明显标志。

（3）对不合格药品应查明质量不合格的原因,分清质量责任,及时处理并制订预防措施。

（4）不合格药品的确认、报告、报损、销毁应有完善的手续或记录。

（5）对不合格药品的处理情况应定期汇总和分析。

【注意事项】

（1）不合格药品的管理是药品经营过程中质量控制的关键环节,企业各部门按制度和程序中规定的要求去做,这是保证所经营药品质量的关键。

（2）不合格药品应集中存放在不合格药品区,由仓储部门设置专人管理并悬挂明显标志,要建立"不合格药品台账",对不合格药品进行严格控制,防止出现质量事故。

（3）不合格药品质量原因:①入库验收时没有严格把关,使不合格药品进入企业,验收部门对此负责;②在库养护不得法而造成不合格药品的出现,由养护部门负责。

【记录】

（1）仓库收货员、验收员对不合格药品进行报告并存放好,建立"不合格药品台账",质检人员对不合格药品分清质量责任,做好有关记录。

（2）不合格药品按"不合格药品"管理制度规定的程序和方法最终由质量管理部门确认,不合格药品的确认、报告、报损、销毁应有完善的手续和记录。销毁不合格的特殊管理药品时,应上报药品监督部门批准后,在药监部门的监督下进行销毁,并做好相应记录。

（3）不合格药品处理后,做好库房、地面、台面的清洁,整理质量检查仪器,搬运设备的归位,归档各项记录,账单确定准确无误。

（4）不合格药品的记录,应包括购货日期、品名、生产企业、批号、规格、单位、数量、不合格原因、不合格项目、采购人、处理意见、处理情况等项目。填写的记录有不合格药品台账、不合格药品报损审批表、报损药品销毁记录及不合格药品处理情况汇总分析表(表8-9至表8-13)。

表 8-9　不合格药品处理情况汇总分析表

日期	品名	生产企业	批号	效期	规格	单位	数量	不合格原因	不合格项目	采购人	处理意见	处理情况

仓库负责人：　　　　　　　保管员：　　　　　　　养护员：

表 8-10　药品质量处理通知单

购货单位							
凭证日期	药品通用名称	剂型	规格	生产厂家	产品批号	单位	数量
质量情况	经办人：　　　年　　　月　　　日						
质管部门意见	签字：　　　年　　　月　　　日						
仓库处理意见	签字：　　　年　　　月　　　日						

表 8-11　不合格药品报损审批表

报告部门：　　　　　　报告时间：　　　年　　　月　　　日　　　财损___号

品名	规格	单位	单价	数量	金额	批号	生产企业
药品损失类型				有效期、使用期			
不合格原因(附检查报告)：							

续表

仓库主任签字		小组负责人签字		保管员签字	
业务部门意见：					
质管部门意见：					
财务部门意见：					
企业负责人意见：					

表 8-12　报损药品销毁记录

填报单位：　　　　　　　　　　　　　　　　　　　　　　　年　　　月　　　日

品名	规格	单位	数量	批号	生产单位	破损原因

销毁方式：　　　　　　　　销毁地点：　　　　　　　　销毁时间：
储运部门签字：　　　　　　质管部门签字：　　　　　　经理部门签字：

表 8-13　不合格药品台账

日期	品名	生产企业	批号	规格	单位	数量	不合格原因	不合格项目	检验单号	采购人	处理意见	处理情况	备注

仓库负责人：　　　　　　　保管员：　　　　　　　养护员：

实训 6　库房温湿度管理技术

【目的】

掌握常用温湿度计使用方法,熟悉注意事项,为温湿度管理建立良好的基础。掌握温湿度计的设置,温湿度观测方法以及温湿度超标采取的措施。

【程序】

(1)读取库区内每一块温湿度表,并做好记录。

（2）对温湿度测量过程中发现有超温湿度标准范围的库区进行开窗通风条件的判断；能开窗通风解决温湿度问题的，开窗通风，调整合格后及时关窗，并做好第二次温湿度记录和调节过程记录。

（3）对不能进行开窗通风的情况，启用温湿度调节设备进行调节，调节至温湿度合格范围，关闭温湿度调节设备，做好第二次温湿度记录和调节过程记录。

【要求】

（一）温湿度计使用

（1）了解和熟悉药品仓储与养护工作中常用的温湿度计的类型。

①温度计：通风干湿表温度计（图8-1）、地面温度计（图8-2）、最高温度计（图8-3）、最低温度计（图8-4）。

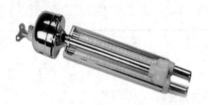

图8-1　通风干湿表温度计

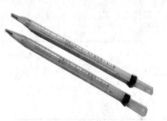

图8-2　地面温度计

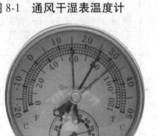

图8-3　最高温度计

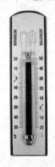

图8-4　最低温度计

②湿度计：干湿球温湿度计（图8-5）、毛发温湿度计（图8-6）、通风温湿度计（图8-7）、自记温湿度计（图8-8）。

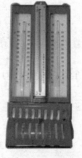

图8-5　干湿球温湿度计

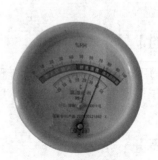

图8-6　毛发温湿度计

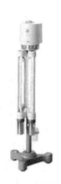
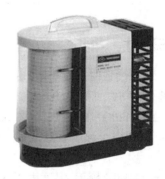

图 8-7　通风温湿度计　　　　　　　　　图 8-8　自记温湿度计

（2）分组学习使用温湿度计,每组学生轮流查看和自行探讨,要求每个同学都能准确读出数值,并能熟知每种类型的温湿度计的测量范围及使用要求。

（3）各组学生轮流使用不同类型的温湿度计,要求每个同学对每种类型的仪器都学会使用。

（二）库房温湿度管理

1.温湿度管理的基本要求

按照法定标准和温湿度调解程序要求对库区温湿度进行管理,使库区温度保持在合格范围,记录实际温湿度值和整个调节过程、调节方法和所用时间。

2.是否通风的判定

选择开窗通风条件时,需采集室外温湿度值,并将室外和室内温湿度值进行比照判断,给出能否开窗通风的结论。

3.室外温度的采集方法

温湿度表在库外应挂在百叶箱内,百叶箱必须放在与建筑物有一定距离的空旷地,避免建筑物对空气流通的影响,百叶箱的高度以温湿度表的水银离地面 2 m 为宜。

4.温湿度调节设备的使用

根据库内温湿度测量结果,得出温湿度要调节的方向,是降温还是升温;是除湿还是加湿,启用温度调节设备。①温度调节设备:暖气、加热器、空调、制冷机。②湿度调节设备:除湿机、加湿器、空调。

使用前应检查设备的电源插座接地,线路完好,设备功率不超过电源额定功率,开启后要有人值班看管其运行情况。使用后及时关闭,并记录开关机时间,运行状况等信息。

5.库房温湿度计的设置

应在每个库内中部,距地面 1.5 m 处设置干湿球温度表。设置地点应避开电灯、吸湿剂等。干湿表应安置在空气流通、不受阳光照射的地方,不要挂在墙上,每日必须定时对库内的温度进行观测记录,一般在上午 8:00—9:00,下午 3:00—4:00 各观测一次。记录资料要妥善保存,定期分析,摸清规律,以便掌握药品保管的主动权。

6.记录温湿度

正确观测库房温湿度并填写库房温湿记录表。

【实训提示】

(1)正确读数:读数时限度小数,后读整数精确到小数点后一位数字,如零上 20.8 度,记录为 20.8 ℃;零下 4.5 度,记录为-4.5 ℃。因我国使用摄氏温标,记录时也可省略"℃"。

(2)避免视差和外界影响:观测时,视线应和温度表毛细管水银液面持平,头和手不要接触表的感应球部,用一个温度表测量多个位置的温度时,每换一个位置要等 15~30 min 后再测量新的温度。

(3)温度表的订正、校正:温度表正在使用时要与定出厂检定证上的定正值进行订正。

$$正确值 = 观测值 + 定正值(\pm)$$

温度表使用一年后,为避免在使用时出现新的误差,应将温度表送专门机构(如质量技术监督部门)进行校正。

音频 8.1　实训
提示

(4)干湿球温度计:纱布应洁净,水盂上沿应离湿球 2~3 cm,水盂应盛蒸馏水(或过滤过的河水、雨水)保持经常有水,避免干枯。

(5)毛发湿度计:禁止用手触摸毛发,避免振动或撞击,毛发上沾有水滴,轻敲架子使其脱落或自行干燥,不可用火烘烤。

(6)教师强调做好温湿度记录的重要性和必要性,并复习温湿度的记录时间和温湿度超标应采取的控制措施。

【注意事项】

(1)根据药品性质及贮藏要求分区管理:常温、阴凉、冷藏区。设置与其相适应的仓库,并根据药品储存要求逐步做到设置常温库(0~30 ℃)、阴凉库(不高于 20 ℃)、冷库(柜台)(2~4 ℃);仓库相对湿度应保持 35%~75%,仓库应配备温湿度检测设备。并认真做好温度、湿度记录。发现温度、湿度异常,应立即采取措施进行调节。

(2)为了达到安全储存商品的目的,必须掌握温度和湿度的测量方法。

【思考】

(1)比较同一时间、同一空间不同小组观测的温湿度数据,分析误差产生的原因。
(2)如何更好地避免温湿度观测误差?

【实训报告】

正确填写《库房温湿度记录表》(表 8-14)。

表 8-14　库房温湿度记录表

仓库号及类型：　　　　适宜温度范围：　　～　　℃　　　　适宜相对湿度范围：35%～75%

年	上　　午							下　　午						
月	记录时间	气候	温度/℃	湿度/%	超标采取的控制措施	采取措施后		记录时间	气候	温度/℃	湿度/%	超标采取的控制措施	采取措施后	
日期						温度	湿度						温度	湿度
1														
2														
3														
4														
5														
6														
7|25														
26														
27														
28														
29														
30														
31														
说明	1.每日记录时间范围为上午 8:00—9:00,下午 3:00—4:00。 2.每日具体记录时间要填在记录时间栏内。 3.气候栏内可填入:晴、阴、雨、雪、大风。 4.此表从开始第一日起,记录人就应签名,如多人轮换记录应在表中设计记录人栏,每日均由实际记录人签名。													

记录人:＿＿＿＿＿＿

实训 7　药品仓库设备及仓库管理

【目的】

熟悉药品仓库的设备管理。掌握常用温湿度计使用方法、温湿度计的设置、检查、记录及温湿度超标采取的措施。掌握药品分区分类储存的方法及仓库的色标管理。

【程序】

1.仓库设备管理

仓库设备管理要求"有条不紊、使用方便、精心养护、检修及时、不丢不损、购置有计划、领取有手续、设备专人管、职责分明、账物相符"的要求。

2.温湿度的观察与调节

对药品应按其性能和温湿度要求,利用仓库现有条件和设备,采取密封、避光、通风、降温、除湿等一系列养护方法,调控温湿度,防止药品发生质量变异。

3.药品储存管理

能按照分区分类货位编号的方法对药品进行分类管理。掌握药品的堆垛方法。

4.色标管理

能根据色标判断药品区域或根据区域说出色标颜色。

【要求】

(一)设备管理

在使用设备时应做到:遵守操作规程和相关的规章制度;合理负荷按额定标准使用;做好设备的清洁、润滑、调整、防腐、安全检查。

(二)温湿度计使用方法

1.使用方法

对常用的温湿度计(普通温度计、最高最低温度计、干湿球温度计、毛发湿度计等)能正确使用、准确读数、记录。在观测时视线与液面保持水平,不要接触温度计的感应部分;测量多个位置时,每换一个位置约等 15 min 再读数。

2.设置

(1)库房内。温湿度计应该悬挂在每栋库房的中央走道(空气流通),其高度应距离地面 1.5 m 左右为宜,不能把温湿度计悬挂在门窗附近。

(2)库房外。温湿度计放在百叶箱内,设置在库房外比较空旷的地方,距离地面 2 m,箱门应朝正北,百叶箱的内外均匀涂上白色油漆。

(三)药品储存管理

(1)根据药品性质、剂型、储存要求对库房药品分区分类进行货位安排。

(2)药品与非药品、内服药与外用药、易串味药与其他药品、中药材、中药饮片与其他药品应分开存放;特殊管理药品与贵细药材实行专库存放,双人双锁保管,转账记录。

(3)按照安全、方便、节约、高效的原则,正确选择仓位,合理使用仓容,"六距"正确,堆码规范、合理、整齐、牢固、无倒置现象。搬运和堆垛药品应严格遵守药品外包装图示标志的要求,规范操作。

(4)学会直码法、压缝法、通风法、屋脊法的堆码方式。能按照药品外包装特点和堆垛要求码出合适的药垛,使药垛稳固,便于点数和发货。

(四)色标管理

在库药品实行色标管理,待验药品库(区)、退回药品库(区)为黄色;合格药品库(区)、零货称取库(区)、待发药品库(区)为绿色;不合格药品库(区)为红色。或合格品区、发货区、中药零货称取区用绿色线围起来,待验区、退货区用黄色线围起来,不合格品区用红色线围起来。在实训过程中能根据货垛或货区的类别设计出色标或用相应的线围起来。

实训8 糖浆剂的运输

【任务引入】某医药公司欲发运一批感冒止咳糖浆,请你设计运输的方法及注意事项。

【分析结果】感冒止咳糖浆属于中药制剂,主要成分有柴胡、葛根、金银花、连翘、黄芩、青蒿、苦杏仁、桔梗、薄荷脑等。适宜的储运环境为密封、阴凉(不超过 20 ℃)。因此,在运输工作中,遵循"及时、准确、安全、经济"的原则,遵照国家有关药品运输的各项规定,合理组织药品运输,压缩待运期,把药品安全、及时地运达目的地。

【目的】

能说出药品装卸注意事项;掌握不同药品运输方法;掌握运输过程中保持药品质量的方法。

【程序】

(1)成立学生药品运输小组,由组内推选组长负责后期任务组织工作。

(2)初步设计药品运输的方案和路线。

(3)审查运输过程中的注意事项,填写《药品运输记录单》。

(4)学生小组组内讨论研究药品运输的具体方法。在书面报告中,报告人要把药品运输的方法、拟采取措施建议、报告人姓名、报告接收人姓名、报告时间等写清楚。

(5)进行药品运输方法整改工作。

(6)对各学生小组查出的药品运输注意事项进行登记,建立药品运输信息档案。

【要求】

1.正确选择发运方式

发运前必须复核,药品未经质量复核不得发运。按照运输计划及时组织发运,做到包装牢固,标识明显,凭证齐全,手续清楚,单、货同行。

2.药品检查

药品发运前必须检查药品的名称、规格、单位、数量是否相符,包装标识是否符合规定。生产企业直销药品未经质量验收的不得发运。

3.药品搬运装卸

感冒止咳糖浆用熟料瓶;1瓶/盒。在运输过程中怕撞击、怕重压,搬运装卸时必须轻拿轻放,防止重摔,且不得倒置。如发现药品包装破损、污染或影响运输安全时,不得发运。

4.药品运输

在运输途中防止日晒雨淋,保证运输车的温度不超过20 ℃。

【记录】

《药品运输任务单》见表8-15。

表8-15 药品运输任务单

任务布置者:(教师姓名)	部门:×××车间		时间
任务承接者:(学生姓名)	部门:×××车间		
1.工作任务:现需要发运一批止咳糖浆。要求在×××个工作日内完成。2.完成方式:以工作组为单位学习该项目,以工作小组(5人/组)完成止咳糖浆的运输方法及注意事项。3.提交材料:			
任务编号:20××××××××××		项目完成时间:××个工作日	

实训9 中药及中成药的在库养护

【目的】

依据中药的分类储存及易变质原因,合理安排中药材的储存保管制度。并对常见易变质的中药采取养护措施,防止变质,保证质量,降低损耗。

【程序】

1.活动场所准备

模拟仓库房,要求有储存货架,冷藏柜、常温库、阴凉库、密封容器等,具有避光、通风和排水设备;检测与调节温、湿度的设备;防尘、防潮、防霉、防污染以及防虫、防鼠、防鸟等设备,环境卫生整洁;库房其他条件符合新版《药品经营质量管理规范》规定要求。

2.指定储存与养护的品种准备

第一组中药材:山药、当归、川贝母、红花、薄荷等。

第二组中药饮片:大黄、芒硝、枸杞、茯苓、蛤蚧等。

第三组中成药:大山楂丸、冰硼散、板蓝根颗粒、山菊降压片、益母草膏等。

3.分组

学生每组两人,抽签确定储存养护的品种,每组中药材、中药饮片、中成药共计10种。

【要求】

1.砂糖包埋法储存人参

人参在储存过程中容易受潮、发霉、生虫,必须保持干燥。此类药材可选用洁净、干燥密封的玻璃、搪瓷容器,将干燥、无结块的白砂糖铺于容器底部2~3 cm厚,上面平列一层人参,用白砂糖覆盖使超过人参面1~2 cm,糖面又置一层人参,再覆盖白砂糖。如此一层层排列,最后用白砂糖铺面,加盖密封,置阴凉处。使用时可按需要量区用,然后加盖密封置阴凉干燥处储存。此法储存小批量人参,能确保此类药物固有的色泽和气味,为理想简便有效的方法。主要适用于新开河参、高丽参、普通红参、西洋参、生晒参、糖参。

2.对抗储存法储存蛤蚧

极易受潮发霉虫蛀,蛤蚧尾部是药用的主要部分,尤其要特别注意保护。

选用可密封的玻璃、搪瓷容器洗净、干燥,将生石灰用透气性较好的纸包裹好放在容器的四角上面用草纸覆盖,然后在容器的底部撒一层花椒或吴茱萸也可以用荜澄茄,但花椒的效果较好。然后将干燥的蛤蚧均匀地摆放在上面,如果蛤蚧较多,可摆放几层蛤蚧后再撒一层花椒,摆放完后密封容器,置阴凉干燥处储存。

3.除湿养护法储存白术

白术容易生虫、发霉、走油,故应储存于干燥、阴冷处,防潮、防热和防风。

用麻袋和竹篓包装,每件重50~70 kg,内衬防潮纸,再外套麻袋,置于阴凉干燥处。切制的饮片必须晒干、放冷,装入坛内闷紧,梅雨季节宜放入石灰缸存放。白术含挥发油,不宜多年久贮,否则易走油或变黑。

【记录】

(1)砂糖包埋法储存人参(表8-16)。

表 8-16　人参储存表

商品规格	数量	质量状况	盛装容器	砂糖用量	养护结论

（2）对抗储存法储存蛤蚧（表 8-17）。

表 8-17　蛤蚧储存表

商品规格	数量	质量状况	盛装容器	花椒用量	养护结论

（3）除湿养护法储存白术（表 8-18）。

表 8-18　白术储存表

商品规格	数量	质量状况	盛装容器	养护结论

【考核】

考核见表 8-19。

表 8-19　考核表

姓名	完成实训 （10分）	养护方案 （30分）	中药分类 （30分）	养护技术 （20分）	小组合作 （10分）	总分 （100分）

实训 10　生物药品的出库验发

生物药品大部分需冷藏存放,所以此次以需冷藏的生物药品为例练习出库流程。

【目标】

掌握生物药品复核、拼箱包装要求和出库程序,掌握生物药品出库设备使用知识。

【程序】

(一)原辅料称量程序

1. 目的

规范原辅料的称量。

2. 范围

适用于生产所用原辅料。

3. 职责

物控部、制造部、质量管理部负责此规程的实施。

4. 规程

(1)原辅料在流转中应严格称重计量,并填写"称量记录"。

(2)称量过程中应有交接双方及 QA 人员同时在场,并预先校对计量器具。

(3)原辅料入库前应称其总量,对分件包装货物,如其各件重量差值过大影响到车间岗位操作的,还应抽样称重单件货物,检验其重量是否在允许误差范围以内。

(4)送发料时,物料称量应由发、领料双方或发、领、送料三方共同复核签字。

(5)发料时应复核存量,如有差错,应立即查明原因。

(6)衡器要有校验记录,并在有效期内。

(二)原辅料、包装材料发放程序

1. 目的

建立原辅料、包装材料出库的管理规程,规范原辅料、包装材料发放程序。

2. 范围

适用于原辅料、包装材料的出库管理。

3. 职责

物料管理部长、仓库保管员、发货员、复核员对本规程的实施负责。

4. 规程

(1)原辅料的发放:发货员依据车间主任签字的领料单所列品名、编号、批号、规格、数量等,根据出库原则按库卡确定的物料批号,将所需原辅料备齐并码放于备料区。

仓库保管员按批生产指令核对领料单所列原辅料的各项内容,确定所备物料有质管部出具的合格证或检验报告单后才发料出库。

须拆零的原辅料可根据其性质在指定区域拆包称量,并将被拆包件及称取的原料装入洁净容器,分别将拆包件开口封严,填写好标签,送回原位。

发货员将物料批号填在领料单上,并将每件原辅料密封,随同领料单送入生产车间(对有含量要求的原辅料,应准确计算出原辅料的实际重量并进行称量,由质量监督人员审核签字)。

车间领料人员逐项核对点收所送原辅料的品名、批号、规格、数量无误后。发货员和领料人员双方在领料单上签字。交接完毕由车间领料人员将原辅料送到使用工序。

发料后,仓库保管员应填写台账及货位卡,注明货物去向及结存数量。领料单和相应记录归档保存。

(2)包装材料发放:仓库保管人员按领料单的要求,备齐包装材料,在发货区码放整齐。

按照批包装指令,保管员核对领料单所列包装材料的品名、规格、数量等内容,并有质管部出具的包装材料合格证或检验报告单后方可出库。

发料后,仓库保管员要填写发放记录,并在货位卡及台账上填写去向及结存数量,领料、发料人均在记录及领料单上签字。

车间领料员将从仓库领取的包装材料存放于指定地点,标签等标示包装材料应按品种、规格、批号等分类专柜存放并上锁,由领料人员负责保管,同时做好发放记录及标示卡。

(3)标签、说明书的发放:仓库标签、说明书发放,必须根据生产部包装指令及车间领料单计数发放。

领料人、发料人依据包装指令共同对品种、数量逐一核对,确认质量符合要求方可发货,双方签字并注明日期。

发料后,库存货位卡和台账上应详细填写标签去向,结存情况。

仓库保管员对领用退回数、残损数及剩余数做好确认记录和结存情况。

不合格的标签、说明书不得发出使用。销毁时应有专人监督并在记录上签字。

(三)原辅料、半成品(中间体)交接规程

1.目的

建立原、辅料、半成品(中间体)接收管理的标准操作程序,规范接收过程的操作。

2.范围

原、辅材料、半成品(中间体)的入库接收过程。

3.职责

供应室负责人、仓库保管员、采购人员。

(四)规程

1.车间原辅料交接制度

各工序生产的原辅料应以"工艺规程"规定的质量标准作为交接验收的依据。原辅料的货位处应挂待验牌并用黄色标记围栏。

原辅料由车间检验室抽样检验,被抽样的容器上应贴上原辅料待验或标有待验标记,根据检验结果,由车间检验室发放原辅料合格证,取下黄色标记和待验牌后,才能移交下道工序。

交接时,必须填写原辅料交接记录。

不合格的原辅料应贴上不合格证,放于规定的区域,立红色不合格牌,未经有关部门批准不准使用或转移。

2.半成品(中间体)交接制度

各工序生产的半成品(中间体)应以"工艺规程"规定的质量标准作为交接验收的依据。半成品(中间体)的货位应挂待验牌和用黄色标记围栏。

半成品(中间体)由车间检验室抽样抽验,被抽样的容器上应贴上半成品(中间体)待验或标有待验标记,根据检验结果,由车间检验室发放半成品(中间体)合格证,取下黄色标记和待验牌后,才能移交下道工序。交接时,必须填写半成品(中间体)交接记录。不合格的半成品(中间体)应贴上不合格证。放于规定的区域,立红色不合格牌,未经有关部门批准不准使用或转移。

(五)成品出库验发与复核程序

1.目的

规范药品出库管理,确保药品销售符合质量标准,杜绝不合格药品出库。

2.范围

适用于仓库区内成品药的出库、复核和质量检查。

3.职责

仓储管理部,质量管理部,及保管员、发货员、复核员。

4.规程

(1)保管员按销售凭证[药品出库单或发票、药品(出库、复核)清单]备货后,将应发实物移到发货区底垫上(零货置拼箱工作台上),逐一核对收货单位、发票印鉴、开票时间(即"三查"),核对货号、品名、规格、厂家、数量及发货日期(即"六对")。按"先产先出""近期先出""易变先出""按批号发货"(即四先出)的原则出库。

(2)复核人按复核记录项目进行质量检查和复核,并做好"药品出库复核记录"。如药品质量存疑或有过期,虫蛀、鼠咬、包装破损、封口不牢、衬垫不实、封条严重损坏、包装内有异常响动,渗漏等现象应立即停发,报有关部门处理。

(3)麻醉药品、一类精神药品、医疗用毒性药品、贵重药品发货应由发货员、复核员两人进行质量复核并做好质量跟踪记录。

(4)拼箱零货发放应选择合适包装、物料和方法,做到包装牢固。外包装注明拼箱标志、收货单位、数量,复核员等。

(5)发货后及时清场,填好"药品保管卡",立即销账及动态盘点,做到账、货、卡相符及相关材料归档。所有记录保存至超过药品有效期1年,不得少于3年。

5.出库验发结尾工作

(1)检查出库验发复核所有记录或票单相关账卡,收发结存情况是否正确。仓储采用微机管理系统的除外。

(2)所有物料均应归回原处在适合条件下放置。对出库验发、复核涉及的账表、记录等材料均应整理归档。各项记录、凭证有关部门或人员均应建档留存3年备查。

(3)对搬运设施、计量器具要归位归零,妥善保养存放。

(4)对地面、台面等工作场地进行清洁卫生整理,保持良好环境。

【记录】

（1）称量记录（表8-20）。

表8-20　称量记录表

品名		规格		批号		日期	
原辅料名称	单位	毛重	皮重	净重	称量人	复核人	

（2）领料单（表8-21）。

表8-21　领料单

领料单位			发料单位				
编号			编号				
A（原料）		B（辅料）		C（包装）		D（其他物料）	
代码	品名	规格	单位	请领	实领	单价	金额

材料会计：_____　　　　保管员（发料员）：_____　　　　制单人：_____

领料单位负责人：_____　　领料人：_____

（3）标签发放领取记录（表8-22）。

表8-22　标签发放领取记录表

年		名称	批号	规格	件数	标签张数	发放人	领取人
月	日							

（4）药品存放货位卡（表8-23）。

表8-23　药品存放货位卡

名称：_____

包装规格：_____　　　　代码：_____　　　　规格：_____

货位号：_____　　　　储存条件：_____　　　　效期：_____

日期		质量检验报告单号	批号编号	产地	来源去向	入库数量	出库数量	结存
月	日							

（5）药品出库单（表8-24）。

表 8-24 药品出库单

客户编号：_____　　　　购货单位：_____　　　　填写日期：_____年__月__日

共 页 第 页

编号	品名	规格	单位	数量	批发单价	实收金额	零售单价	零售金额	批号	产地

总计金额（小写）：_____　　（大写）：_____

付货仓库：_____　　发货员：_____　　复核员：_____　　业务员：_____　　制票员：_____

（6）药品保管卡（表8-25）。

表 8-25 药品保管卡

货号			品号		规格		
包装			批号		效期		
月	日	摘要	收入	发出	结存	经手人	货位

实训 11　特殊管理药品的储存与养护

【目的】

熟悉特殊管理药品入库分类储存操作，按药品特性、包装、仓库条件、进出库规律进行特殊管理药品入库分类储存操作能力。

针对特殊管理药品，按要求将药品入库分类，针对入库特殊性管理药品类型进行入库储存操作。

【程序】

（1）由教师指定入库特殊管理药品的品种、入库数量、包装规格，库房条件（库房高度、面积、地面荷重定额），学生进行入库验收、分类储存、在库保管与养护、出库复核等模拟操作练习。

学生分组演练入库验收员、保管员、养护员、复核员等角色，并模拟操作岗位。岗位工作的角色扮演及模拟操作演练。

（2）特殊管理药品的外包装和标签规定印刷图案的各种图案和颜色的组合训练。

具体步骤：货单核对→药品分类→按药品类型、包装、仓库条件、进出库规律确定储存区域及货位→收货入库→堆码或上架→检查堆码或上架工作是否符合要求→设置货位卡及标识→记录储存信息（货位卡及保管账）→进入日常保管养护工作。

【要求】

（1）麻醉药品入库前，应坚持双人开箱验收、清点、双人签字入库制度。麻醉药品的管理按"五专"要求管理，"五专"即专人、专柜加锁、专账、专用处方、专册登记。麻醉药品处方保存3年。注射剂除医师处方外，要交回空安瓿换药。大多数麻醉药品特别是针剂遇光易变质，故应避光保存。严格执行出库制度，出库时要有专人对品名、数量、质量进行核查，并有第二人复核，发货人、复核人共同在单据上面盖章签字。

（2）一类精神药品必须严格按照专柜、双人双锁保管制度（可以和麻醉药品存放在同一专柜里）。建立一类精神药品专用账目、专人登记、定期盘点，做到账物相符，发现问题立即报告药品主管部门。第一类精神药品出入库时应坚持双人验收、签字制度。对于破损、变质、过期、失效而不可供药用的品种，应按麻醉药品和精神药品管理条例执行。第二类精神药品可存储于普通仓库内，但必须设有专柜。

毒性药品须设毒剧药柜。实行专人、专柜、专账，贴明显标签加锁保管的方法。毒性药品应该设立专账卡，每日盘点一次，日清月结。管理人员交接时，应在主任监督下进行交接，并在账卡上签字，严格交接，做到账物相符。

（3）严格执行国务院有关麻醉药品和精神药品、医疗用毒性药品的管理条例，对各种品种按有关储存条件进行储存保管，防止因储存保管不当而变质或损坏。由于破损、变质、过期、失效而不可供药用的品种，应清点登记，单独妥善保管，列表上报单位领导审核批准，并上报上级药品监督管理部门，听候处理。如销毁，必须由药监部门批准、在其监督下销毁，并由监督人员签字存档备查，不能随便处理。

（4）仓库内要有安全措施，安装防盗门、防护栏、报警器、灭火器等，严防失火、失盗。

参考文献

[1] 陈文,刘岩.中药储存与养护[M].2版.北京:中国医药科技出版社,2019.

[2] 刘岩.药品储存与养护技术[M].北京:中国医药科技出版社,2013.

[3] 国家药典委员会.中华人民共和国药典(一部、二部、三部、四部).2020年版[M].北京:中国医药科技出版社,2020.

[4] 王世清.中药加工、贮藏与养护[M].北京:中国中医药出版社,2018.

[5] 鲍新中,吴霞,王彦芳.物流成本管理与控制[M].5版.北京:电子工业出版社,2020.

[6] 王长琼,袁晓丽.物流运输组织与管理[M].2版.武汉:华中科技大学出版社,2020.

[7] 徐世义,宫淑秋.药品储存与养护[M].3版.北京:人民卫生出版社,2018.

[8] 夏鸿林.药品储存与养护技术[M].2版.北京:中国医药科技出版社,2016.

[9] 何东.药品仓储与养护技术[M].2版.北京:中国医药科技出版社,2009.

[10] 李松涛.中药购销员国家职业资格培训教程[M].北京:中国中医药出版社,2003.

[11] 刘毅.仓储作业实务[M].2版.北京:机械工业出版社,2017.

[12] 张明心.中药储存与养护[M].北京:中国医药科技出版社,2004.

[13] 杨世民.药事管理学[M].6版.北京:中国医药科技出版社,2016.

[14] 秦泽平,张万隆.药品储存与养护技术[M].4版.北京:中国医药科技出版社,2021.

[15] 何红,厉欢.药品储存与养护技术[M].3版.北京:中国医药科技出版社,2021.